Beat René Roggen

Die 40-Volt-Krankheit

Weshalb der allgegenwärtige
Elektrosmog zu unserer gefährlichsten
Krankheitsursache geworden ist

Verlag der Arbeitsgemeinschaft Innovationscontainer
CH 5415 Nussbaumen

Erstausgabe 2019

Arbeitsgemeinschaft Innovationscontainer CH 5416 Nussbaumen

Herstellung und Verlag: BoD - Books on Demand, Norderstedt

Titelillustration: Maria Dundakova, Basel

Einband: Books on Demand GmbH, D-Norderstedt

ISBN 9783748178941

Disclaimer

Die in diesem Werk enthaltenen Informationen und Hinweise dienen primär den Zielen der allgemeinen Orientierung und der Weiterbildung im Bereich der Stressursachen und des Stressabbaus. Sie sind nicht für individuelle diagnostische oder therapeutische Zwecke bestimmt. Und sie ersetzen auch nicht die Konsultation einer Fachperson für medizinische und/oder pharmazeutische Fragen, deren Beantwortung diesen vorbehalten ist. Scheuen Sie sich anderseits aber nicht, die von Ihnen konsultierten Fachleute mit dem Inhalt dieses Buchs zu konfrontieren wenn Sie dies für tunlich erachten.

Anmerkungen des Verfassers

Das vorliegende Buch ist nicht nach fachlichen, sondern nach journalistischen Kriterien abgefasst – als eine Mischung von Berichterstattung, kritischer Betrachtungsweise und Beschreibung neuer Erkenntnisse und Wege im Bereich der pandemisch um sich greifenden Stress-Symptomatik. Im Mittelpunkt steht die von einer Fachgruppe innerhalb der der „Arbeitsgemeinschaft Innovationscontainer" entdeckten Zusammenhänge zwischen Stress-Genese und den durch die laufend weiter zunehmende Elektrifizierung aller Arbeits- und Lebensbereiche verursachten allgegenwärtigen elektromagnetischen Feldern.

Hier dürfte wohl einer der wichtigsten Gründe zu finden sein, weshalb die Gesundheitskosten stetig und unaufhaltsam in die Höhe klettern, ohne dass sich der Gesundheitszustand der Bevölkerung proportional dazu verbessern würde. Die vorliegenden Zeilen sollen über diese Entdeckung und deren Relevanz für das gesamte Gesundheitswesen wie auch über die daraus zu ziehenden Schlüsse und Konsequenzen keine wissenschaftliche Abhandlung liefern – das wird die Wissenschaft früher oder später nachholen – sondern aufzeigen, wo der Hebel zur Beseitigung des Übels anzusetzen ist und was konkret davon zu erwarten ist.

Eine weitere Vorbemerkung betrifft das sogenannte Gender-Mainstreaming, das sich heute, getragen von der Forderung nach ultimativer „political correctness", in immer mehr Texte einschleicht mit dem Ergebnis, dass in einer Zeit der sich pandemisch ausbreitenden SMS-Kultur und der damit einhergehenden kollektiven Leseschwäche die Lesbarkeit der Texte immer weiter erodiert. In diesem Sinne wird hier auf eine „Verweiblichung" und (neu) „Versächlichung" personen- und funktionsbezogener Sachverhalte bewusst zugunsten der männlichen Grundform verzichtet und lediglich dort differenziert, wo sich Gegebenheiten entweder auf das eine oder das andere Geschlecht beziehen.

Inhalt

Das Wichtigste in Kürze:

Krankheit und Tod lauern in unseren Betten!

• **Stress ist das bedeutendste gesundheitliche Problem unserer Zeit.** Aufgrund seriöser Studien ist davon auszugehen, dass rund **80 % aller gesundheitlichen Störungen und über 95 % aller chronischen Leiden direkt oder indirekt mit Stress assoziiert** sind.

• Dabei gilt es zu unterscheiden zwischen situativem Stress, der in Ruhephasen wieder abgebaut wird, und **fortdauerndem, persistierendem Stress, der ein pathogenes – d.h. krank machendes – Potential besitzt.**

• Entsprechend gewichtig sind die **Auswirkungen der pathogenen Stress-Symptomatik auf die stetig steigenden Gesundheitskosten.** Aufgrund der überragenden Bedeutung von pathogenem Stress für die meisten Formen gesundheitlicher Beeinträchtigungen dürften wir es hier mit der **wichtigsten Einflussgrösse für die Kostenentwicklung im Gesundheitswesen** zu tun haben.

• Wenn es mittels geeigneter Massnahmen gelänge, den pathogenen Stress grösstenteils zum Verschwinden zu bringen, so müsste dies folgerichtig eine massive Reduktion der Gesundheitskosten nach sich ziehen. Insgesamt könnte über ein **Viertel dieser Kosten dem pathogenen Stress zuzuschreiben sein.**

• **Als Stress-Ursachen gelten heute generell psychische Überforderungen aller Art** – am Arbeitsplatz, durch das gesellschaftliche Umfeld, durch die permanente Reizüberflutung, durch zurückliegende unverarbeitete Traumatisierungen, durch die Hektik des selbst gewählten oder aufoktroyierten Lebensstils, durch die Unerreichbarkeit selbst gesteckter Ziele und durch weitere Facette, eitere Facetten, die zu einer Überforderung beitragen.

• Seit vielen Jahren schon werden denn auch grosse Anstrengungen unternommen, gegen diese Stress-Ursachen und deren Folgen anzugehen, doch **ungeachtet aller Bemühungen nehmen Stress und Stresssymptome laufend weiter zu**, ebenso die psychischen Krankheiten und Invaliditäten, aber auch Burnouts, die direkt auf pathogenen Stress zurückzuführen sind.

• Daraus lässt sich schliessen, dass es für diese eklatante Zunahme von pathogenem Stress und von entsprechenden Stressfolgen **noch weitere Ursachen geben muss als bloss jene, die seit Jahrzehnten durch die Lehrmeinungen kolportiert werden**. Es ist kaum anzunehmen, dass sich diese Ursachen in jüngerer Zeit in einem Masse verstärkt haben, dass man mittlerweile geradezu von einer Stress-Pandemie sprechen muss. Denn im gleichen Zeitraum hat sich die Häufigkeit bei den meisten anderen Krankheiten tendenziell zurückgebildet.

• Einem Team von Fachleuten der in der DACH-Region aktiven Arbeitsgemeinschaft Innovationscontainer ist nun unlängst der **Nachweis gelungen, dass die unter dem Begriff „Parasympathikus" bekannte köpereigene Stressabbau-Funktion des vegetativen Nervensystems durch elektromagnetische Felder in der Wahrnehmung ihrer regenerativen Aufgaben behindert oder gar blockiert wird.**

• **Elektromagnetische Strahlung bzw. Elektrosmog hat in den vergangenen drei Jahrzehnten stark zugenommen** und ist heute allgegenwärtig – vor allem in den **Schlafräumen**, wo der Parasympathikus während den Ruhestunden sein regeneratives Werk tun müsste, um die Menschen von den aufgestauten Stress-Symptomen nachhaltig zu befreien – dies aber nicht oder nur eingeschränkt tun kann, weil der Elektrosmog seinen „Gegenspieler" – den

Sympathikus – aktiviert hält.

• **Seit einiger Zeit sind nun aber hocheffiziente Systeme mit einschlägigen Wirkungsnachweisen erhältlich**, mit deren Hilfe sich elektromagnetische Felder in Schlaf-, Aufenthalts- und Arbeitsräumen neutralisieren lassen. Diese wurden auf der Grundlage quantenphysikalischer Erkenntnisse in Kooperation mit dem Team entwickelt, welches auch die Zusammenhänge zwischen der Teil-Blockade des vegetativen Nervensystems und Stress entdeckt und auch Systeme zu dessen Nachweis entwickelt hat.

• Neben einzelnen Räumen und Objekten – vor allem Schlafstätten, zumal elektromagnetische Strahlen ihr negatives Potenzial zulasten des Stress-Abbaus vor allem in den Nachtstunden entfalten – können **auch ganze Objekte, Areale und Siedlungen „entstört" werden.** Entsprechende Massnahmen drängen sich vor allem dort auf, wo zugleich die **Strom-Effizienz nachhaltig verbessert** werden soll.

• Negative Auswirkungen auf die menschliche Gesundheit – und zwar sowohl direkte, auf den Organismus und dessen Zellen einwirkende wie auch solche, die die Regenerationsfunktion des vegetativen Nervensystems treffen und zu pathogenem Stress führen – zeitigen auch **Störzonen, deren Erreger sich in der Erdkruste befinden**, wie: Wasseradern, Erdverwerfungen, Gesteinsbrüche, Globalgitternetze, Currynetze und Pflanzenwachstumslaser.

• Schon vor 80 Jahren hat der deutsche Erdstrahlen-Spezialist Freiherr von Pohl in den beiden süddeutschen Kleinstädten Vilsbiburg und Grafenau den **Nachweis erbracht, dass alle Krebsfälle, die dort in einem Zeitraum von je 10 Jahren mit dem Tod der Erkrankten endeten, auf den Einfluss solch geopathischer Störungen zurückzuführen waren.** Allerdings waren seine Bestrebungen, gegen diese Störzonen potente Abwehrsysteme zu entwickeln, nicht von Erfolg gekrönt; ein entsprechendes Patent, das er auf seine Erfindung angemeldet hatte, musste wieder gelöscht werden.

• Heute macht es indessen Sinn, sich gegen diese Einflüsse zu schützen – zumal es mittlerweile **Systeme gibt, die betroffenen Menschen nicht nur partielle Entlastung, sondern einen effizienten Gesamtschutz bieten.** Diese Systeme können sowohl auf einzelne Räume beschränkt wie auch auf ganze Gebäude und Areale ausgedehnt werden.

• Diese Ausdehnung drängt sich überall dort auf, wo es darum geht, zugleich den Stromfluss zu optimieren. Denn **geopathische Strahlungen und Störzonen wirken sich auch negativ auf die Effizienz der elektrischen Netze aus.** Mit einer umfassenden Abwehr geopathischer Störungen und einer gleichzeitigen Optimierung der Stromflüsse wird ein Optimum an Strom-Effizienz erreicht. **Bei einem Stromverbrauch von über 350´000 kWh pro Jahr amortisieren sich entsprechende Massnahmen in der Regel innerhalb von zwei bis vier Jahren.**

• Ein weiteres **Medium, welches unter den Aspekten der Gesundheit, des Umweltschutzes und des Energiesparens ebenfalls erhöhte Beachtung verdient, ist das Trinkwasser.** Dieses fliesst zwar aus den meisten Wasserhahnen in biologisch einwandfreier Qualität, doch wird dessen Rolle als Informationsträger und Negativ-Potenzial häufig unterschätzt. Es gibt heute umweltverträgliche, ebenfalls auf quantenphysikalischen Erkenntnissen basierende Systeme, mit welchen sich Trinkwasser von einem neutralen Medium zum Durstlöschen, Kochen, Waschen und Spülen **zu einer Gesundheitsquelle und einem Jungbrunnen entwickeln** kann.

Wohn- und Geschäftshäuser, die in allen drei Bereichen konsequent mit entsprechenden Optimierungssystemen ausgerüstet werden, bieten nicht nur ein Höchstmass an Strom-Effizienz, sondern auch ein optimal humanverträgliches Klima ohne jede die Gesundheit gefährdende Strahlung.

Zum Einstieg in die Thematik:

Kein Stress mehr mit dem Stress!

Mit dem Parasympathikus seines vegetativen Nervensystems verfügt der Mensch über ein effizientes körpereigenes Stressabbau-System. Der dramatische Anstieg der Krankheitsfälle, die auf Stress basieren, ist in erster Linie darauf zurückzuführen, dass dieser Mechanismus immer weniger gut funktioniert. Neue Technologien und Methoden können helfen, diese Entwicklung zu korrigieren. Und damit zugleich den permanenten Anstieg der Gesundheitskosten zu stoppen.

Um die 20 Prozent stiegen in den vergangenen fünf Jahren die Krankheitsfälle, die mit Stress am Arbeitsplatz in Verbindung gebracht werden. Diese Analyse erscheint zwar auf den ersten Blick richtig, doch erzählt sie in dieser verkürzten Form **nur die halbe Wahrheit.** Zwar ist der mentale Druck am Arbeitsplatz in letzter Zeit zweifellos gestiegen, ebenso die **Reizüberflutung mit immer vielfältigeren Formen der Kommunikation.** Dazu kommen die Belastungen, die auch im privaten Umfeld gehäuft auftreten. Dennoch zielt die These, wonach diese Belastungsformen die Hauptursache für persistierenden und krankmachenden Stress darstellen, in die **falsche Richtung.** Denn:

In Tat und Wahrheit verfügt der Mensch über ein effizientes körpereigenes Stressabbau-System, welches den psychischen Druck mindert und in Ruhephasen zu einer physischen und psychischen Regeneration des Organismus führt. Es ist dies der Parasympathikus des vegetativen Nervensystems, welch letzteres aus den beiden „Gegenspielern" Sympathikus und Parasympathikus besteht. Während der Sympathikus für alle leistungsbezogenen Aktivitäten des Körpers aktiviert wird, ist es beim Parasympathikus genau umgekehrt: Er steuert die regenerativen Prozesse des Körpers und seiner Organe in Ruhephasen.

Krank machender Stress entsteht erst, wenn die auf multiple Einflüsse zurückzuführenden Stressbelastungen, welchen heute nahezu jedes Individuum ausgesetzt ist, nicht mehr abgebaut werden können. Solches kann geschehen, **wenn der psychische Druck übermächtig wird und über lange Zeit anhält oder wenn – was ungleich häufiger vorkommt – die Stressbelastungen über Nacht nicht mehr neutralisiert werden können.** Wenn beide Faktoren zusammentreffen, kommt es häufig zu einem „circulus vitiosus": Die Betroffenen stellen fest, dass sie die Stressbelastung nicht mehr abzubauen vermögen und bauen dadurch zusätzlichen Stress auf.

Die **Folgen solch permanent fortgesetzter Stressbelastung sind verheerend**: Denn wenn der Parasympathikus sein Werk nicht mehr verrichten kann, schwächeln die regenerativen Kräfte. Schwächeln die regenerativen Kräfte, so verlieren die Organe und deren Zellen nach und nach ihre Widerstandskraft. Und verlieren die Zellen ihre Widerstandskraft, erhalten Krankheitserreger leichtes Spiel. **Seriösen Schätzungen zufolge stehen nicht weniger als 80 % aller gesundheitlichen Störungen und über 95 % aller chronischen Leiden direkt oder indirekt mit Stress in Zusammenhang.**

Wie aber kommt es zu **Blockaden des Parasympathikus**? Die Hauptursache, auf welche zwar verschiedene Indikatoren hinweisen, die aber aus unerfindlichen Gründen noch kaum thematisiert wird, ist **Elektrosmog**: Tatsächlich haben auch schwache elektromagnetische Felder die Eigenschaft, dass sie den Sympathikus des Vegetativums aktiviert halten und damit den Parasympathikus behindern oder gar blockieren. **Wo immer Strom fliesst, bildet sich in grösserem oder geringerem Umfang Elektrosmog.** Deshalb sind die allermeisten Schlafräume direkt oder indirekt mit diesen Nebenwirkungen der Elektrifizierung belastet – und zwar auch solche mit Netzfreischaltungen, die nachts die Stromzufuhr unterbinden.

Wer an dieser Darstellung Zweifel hegt, dem sei **folgendes Experiment** empfohlen: Man besorge sich einen ca. zwei Meter langen Kupferdraht, zwei

Eisenstangen von je ca. 1,5 Metern Länge und ein Voltmeter. Dann schlägt man in einem Siedlungsgebiet von mittlerer Dichte die Eisenstangen in den Boden und verbindet die Enden der Stangen mit dem Kupferdraht. Misst man nun mit dem Voltmeter dessen **Spannung, so wird die Skala um die 40 Volt anzeigen.** Zum Vergleich: Vor 30 oder 20 Jahren hätte der Zeiger auf der Skala noch gegen Null tendiert. Was bedeutet, **dass wir heute nahezu überall einer Spannung ausgesetzt sind, die bei entsprechender Stromstärke ausreichen würde, eine konventionelle 40-Watt-Lampe zum Leuchten zu bringen.**

Für die Volksgesundheit und die Gesundheitskosten bedeutet dies: **Wer ernsthaft etwas zur Verbesserung des allgemeinen Gesundheitszustands, für die Verringerung der Gesundheitskosten und für die Senkungen der Krankenkassenprämien unternehmen will,** muss nicht primär an den Medikamentenpreisen und den Arzthonoraren herummäkeln und den Leistungserbringern noch mehr unproduktive Kontroll- und Administrationsaufgaben aufs Auge drücken, sondern **Massnahmen ergreifen, mit welchen sich der überhand nehmende Elektrosmog abbauen oder eliminieren lässt.**

Dazu bieten sich heute **zwei Methoden** an: Einerseits eine auf effektive Symptombekämpfung ausgerichtete Technologie zur **Neutralisation der elektromagnetischen Felder,** anderseits ein Massnahmenbündel zur **Sanierung der elektrischen Anlagen** vom Generator für die Erzeugung der elektrischen Energie über deren Transfer und Feinverteilung bis hin zu den Wicklungen und Schaltkreisen der Endverbraucher. Die erstere dieser Massnahmen ist raumbezogen und relativ kostengünstig, die letztere erheblich aufwändiger, aber so ausgerichtet, dass sie **bei grösseren Stromverbrauchern auch substanzielle wirtschaftliche Vorteile bringt.**

Damit stehen zwei Wege offen, die eine raschen und pragmatischen ersten Schritt zur Problemlösung ermöglichen: **Mit der „Entstörung" seines Schlafraums kann jeder Einzelne dazu beitragen, die eigene Stressbelastung**

und die damit verbundenen gesundheitlichen Risiken nachhaltig zu verringern, und mit der Optimierung der Stromversorgung können Politik und Gesellschaft die **Stromeffizienz signifikant erhöhen** und zugleich einen namhaften Beitrag an die Senkung der Gesundheitskosten und der Krankenkassenprämien leisten.

Diese Schlüsse lassen sich aus grundlegenden Arbeiten ziehen, die im Schosse der Arbeitsgemeinschaft Innovationscontainer zu dieser Thematik geleistet wurden. Zugleich wurden **einige technische Innovationen einschliesslich der erforderlichen Wirksamkeitsnachweis-Systeme realisiert**, mit welchen sich beide Zielsetzungen umsetzen lassen. Mit der vorliegenden Publikation möchte wird die wichtigsten Background-Informationen liefern, die zum besseren Verständnis der Problemstellung und der konkreten Lösungsansätze erforderlich sind.

Eine zivilisatorische Epidemie gewaltigen Ausmasses:

Die 40 Volt-Krankheit

Was sich zunächst wie ein Begriff aus dem Vokabular eines Blödelkomikers anhört, ist in Tat und Wahrheit ein Syndrom, welches heute von den Betroffenen und der Fachwelt noch kaum wahrgenommen wird, obwohl es Auslöser unzähliger Krankheitsbilder ist und entscheidenden Anteil an der unbezähmbaren Kostenlawine im Gesundheitswesen haben dürfte. Denn Elektrosmog – wie die Erscheinung fachsprachlich heisst – ist faktisch die verborgene Hauptursache von Stress und dieser wiederum ist direkt oder indirekt mit rund 80 Prozent aller Krankheiten und über 95 Prozent aller chronischen Leiden assoziiert. Konkret bedeutet dies, dass nicht primär die Überforderung am Arbeitsplatz, der häufige Ärger im familiären Umfeld, die Sorgen um die materielle Existenz und jene um die Sicherheit der Beschäftigung schuld sind am Stress, Burnout und deren Folgeerscheinungen, sondern vielmehr der Umstand, dass die Ruhephasen durch elektromagnetische und geopathische Einflüsse so stark gestört werden, dass der Körper keine Erholung mehr findet und sich dessen Organe nicht ausreichend regenerieren können. Die ausbleibende Erholung wiederum führt zu diffusen Krankheitsbildern, zu Leistungsverlusten und nach und nach auch zu degenerativen Krankheiten, zu Chronifizierungen und zu multiplem Organversagen. Woraus sich der Schluss ziehen lässt, dass man voraussichtlich auch die Gesundheitskosten in den Griff bekommen könnte, wenn es gelänge, des Elektrosmogs Herr zu werden. Neue Erkenntnisse und neue Systeme könnten den Weg dazu ebnen.

Die Aussage erscheint zunächst absurd: Ausgerechnet die sauberste Energie – jedenfalls die, welche aus erneuerbaren Primärenergien wie beispielsweise Wasserkraft gewonnen wird – soll die grösste Gefahr für unsere Gesundheit darstellen? Tatsächlich dürfte der sogenannte „Elektrosmog" unsere gesundheitliche Verfassung weitaus stärker beeinflussen als jede andere physiologisch relevante Risiko-Quelle. Denn elektromagnetische Wechselfelder, welchen wir im Rahmen unseres hochtechnisierten Lebens nahezu permanent ausgesetzt sind, wirken sich auf unsere gesundheitlichen Befindlichkeiten sehr stark, ja bisweilen verheerend aus.

Ein kleines **Experiment, welches jeder selbst durchführen kann, mag diese zivilisatorische Belastung auf eindrückliche Art belegen.** Man benötigt dazu lediglich zwei Eisenstäbe, einen Kupferdraht von ca. 2 Metern Länge und einen handelsüblichen Voltmeter. Und so wird´s gemacht: Man schlage die beiden Eisenstäbe in einem Siedlungsgebiet mittlerer Dichte in ca. 2 Metern Distanz voneinander in den Boden, verbinde die beiden oberen Enden mit dem Kupferdraht und messe mit dem Voltmeter die Spannung. Resultat: Im Schnitt zeigt die Skala einen Wert zwischen 25 und 45 Volt. Zum Vergleich: Vor etwa 30 Jahren hätte der Zeiger noch auf null gezeigt.

Was heisst dies nun konkret? Es bedeutet, **dass wir permanent einer elektrischen Spannung ausgesetzt sind, die theoretisch und bei entsprechender Stromstärke ausreicht, eine Glühlampe von 40 Watt zum Leuchten zu bringen.** Diese Spannung wirkt auf unseren Organismus in direkter und indirekter Weise ein. Die direkte physiologische Wirkung kommt dadurch zustande, dass selbst kleinste Ströme im Mikrobereich die Zellspannungen in unserem Körper nachhaltig negativ beeinflussen können. So haben medizinische Untersuchungen gezeigt, dass **auch schwache elektromagnetische Felder negative biologische Effekte zeitigen können, wenn sie permanent auf unseren Körper einwirken.**

Insbesondere kann durch solche Einwirkungen die bioelektrische Zellspannung (die bei einer gesunden Zelle zwischen 60 und 70 Millivolt liegt) negativ beeinflusst werden. **Sinkt die Zellspannung ab, so werden die betroffenen Zellen anfällig für Störungen;** ihre Selbstheilungskräfte reduzieren und die

Selbstheilungsprozesse verlangsamen sich. Bei Krebs zum Beispiel sinkt die Zellspannung dramatisch ab – in der Regel auf unter 10 Millivolt.

Multiple Elektrosmog-Quellen bedrohen unsere Gesundheit direkt...

Elektrische Leitungen, Schalter, Steckdosen und ans Stromnetz angeschlossene Elektrogeräte wie Nachttisch- und Deckenklampen, Radiowecker, TV-Geräte, Notebooks, Babyfone, Telefone etc. wirken auch im Schlaf auf unseren Körper ein – in einer Phase also, in der sich dieser von den Strapazen des Tages erholen sollte. **Durch diese unerwünschten elektromagnetischen Wellen werden unsere Zellen anderen als den für ihre Funktionsweise erforderlichen Spannungen ausgesetzt.** Da der menschliche Körper zum grössten Teil aus Wasser besteht, welches eine hohe Leitfähigkeit besitzt, saugt er diese Ströme auf wie ein Schwamm. Und gleichsam als „Dreingabe" erhalten unsere Nerven darüber hinaus noch laufend Fehlinformationen aller Art.

Während diese Wirkungszusammenhänge von der sogenannten Schulmedizin noch kaum thematisiert, ja von manchen Exponenten schlichtweg in Abrede gestellt und nicht selten auch als Humbug bezeichnet werden, hat die **Generaldirektion Wissenschaft des Europäischen Parlaments diese gesundheitliche Beeinträchtigung schon vor rund 15 Jahren erkannt** und thematisiert mit den Worten: „Gegenwärtig ist der vom Menschen verursachte Elektrosmog eine wesentliche Bedrohung für die öffentliche Gesundheit. **Diese nicht ionisierende Verschmutzung technischen Ursprungs ist insofern besonders heimtückisch, als sie sich der Erkennbarkeit durch unsere Sinne entzieht** – ein Umstand, der eine eher sorglose Herangehensweise in Bezug auf den eigenen Schutz fördert."

Und weiter: „Die Art dieser Verschmutzung ist so, dass man sich vor ihr buchstäblich nirgends verstecken kann. Ferner konnten wir angesichts des relativ kurzen Zeitraums, in welchem die Menschheit dieser Strahlungsart ausgesetzt ist, eine evolutionär bedingte Immunität weder gegen eventuelle direkte schädliche Auswirkungen auf den Körper noch gegen mögliche Interferenzerscheinungen mit natürlichen elektromagnetischen Prozessen erlangen." Was konkret bedeutet, **dass man bezüglich möglicher Abwehrmassnahmen noch weitgehend im Dunkeln tappt.**

... und indirekt

Die andere, indirekte Gefahrenquelle, die von den elektromagnetischen Feldern ausgeht, ist jedoch weniger durch Interferenzen gekennzeichnet als vielmehr dadurch, dass Elektrosmog **das aus dem Gegensatzpaar Sympathikus und Parasympathikus bestehende vegetative Nervensystem permanent auf Trab hält**. Der die aktiven Phasen und Prozesse steuernde Sympathikus bleibt dadurch nahezu permanent aktiv, während der Parasympathikus, welcher die regenerativen Prozesse steuert, immer weniger zum Zuge kommt. **Dadurch entsteht Stress, und wenn dieser über lange Zeit anhält, kommt es unweigerlich zu gesundheitlichen Störungen**, die letztlich bis hin zu schweren, degenerativen und chronischen Krankheiten führen können.

Entgegen einer auch in Fachkreisen verbreiteten Auffassung entsteht Stress somit nicht nur durch Überforderung am Arbeitsplatz, durch Ärger im familiären Umkreis, durch Informations-Überflutung und durch Überstrapazierungen aller Art im Freizeitbereich. Sondern er entsteht in einem tendenziell wohl noch weit höheren Masse durch die multiplen elektromagnetischen Strahlungen, welchen wir praktisch dauernd ausgesetzt sind – und ganz besonders auch durch kumulative Effekte von direkten und indirekten Wirkungen: **Wer auch nachts nicht zur Ruhe kommt und sich nicht zu regenerieren vermag, sondern sich in kleinerem oder grösserem Ausmass**

elektromagnetischer Strahlung aussetzt, hat a priori schlechte gesundheitliche Aussichten.

Denn eigentlich handelt es sich beim **Parasympathikus um ein effizientes körpereigenes Stressabbau-System**, welches in den Ruhezeiten zum Einsatz kommt und in der Wirkung etwa vergleichbar ist mit dem Herunterfahren eines Computersystems, welches sich bei jedem Start neu kalibriert. Dabei werden Fehlimpulse und Fehlinformationen die sich im System festgesetzt haben und dessen Funktionen zu stören drohen, eliminiert. Etwas Ähnliches geschieht im Rahmen der vom Parasympathikus gesteuerten Regenerationsphase. **Auch hier wird der durch Frustrationen und Ärger während des Tages entstandene „Überdruck" abgebaut.** Geschieht dies nicht oder nur in einem zu kleinen Umfang, so staut sich allmählich eine Stress-Symptomatik auf, die nach und nach in einen pathogenen Stress übergeht.

Wie dramatisch sich diese Situation präsentiert, ergibt sich aus seriösen Studien, in deren Rahmen die Zusammenhänge von Stress und Morbidität untersucht wurden: **Es zeigte sich, dass nicht weniger als 80 % aller Krankheiten und über 95 % aller chronischen Leiden direkt oder indirekt mit Stress assoziiert sind.** Hier widerspiegeln sich die Konsequenzen, die sich aus der Ruhelosigkeit des Organismus´ ergeben: Einerseits sind geschwächte Organe anfälliger für Störungen, anderseits kann eine Remission nur in einem Zustand der Entspannung stattfinden.

Doch nicht genug damit: **Auch die Wirkung aller therapeutischen Strategien und Medikationen wird durch Stress erheblich beeinträchtigt.** Woraus sich die Erkenntnis ableiten lässt, dass heute **vor jeder Diagnose die Frage geklärt werden müsste, ob allenfalls eine Stress-Situation das Leiden begünstigt** oder ausgelöst hat. Und wie dementsprechend auch die Aussichten einer therapeutischen Strategie zur Bekämpfung des Leidens einzuschätzen sind, d.h. wie weit die Therapie unter dem Einfluss einer fortdauernden Stress-Situation überhaupt zum Tragen kommen kann.

Geltende Thesen zur Stress-Diagnose sind falsch

Bislang ging man – zumindest in der herkömmlichen Medizin – davon aus, dass das **vegetative Nervensystem,** dessen ordentliche Funktionsweise bei Stress stark beeinträchtigt ist, völlig autonom agiere und sich **jedem diagnostischen Zugriff wie auch jedem willentlichen Einfluss durch das Individuum entziehe**. Diese These ist falsch, wie eine neue, von einem Team von Spezialisten der kybernetischen Medizin entwickelte Methode zeigt:

Tatsächlich ist es mit der neuen Methode der neurovegetativen Regulationsdiagnostik möglich, Stress-Symptome in Echtzeit zu verfolgen, quantitativ zu erfassen und an einem Bildschirm zur Darstellung zu bringen. Selbst zurückliegende Stress-Ereignisse lassen sich mit dem neuartigen System noch erfassen, ebenso Aspekte der Stresstoleranz. Und ausserdem können die Messresultate von den Probanden am Display mitverfolgt und interpretiert werden.

Zugleich wurde von einem anderen Team, welches sich vor allem mit Fragen im Bereich der elektromagnetischen Felder sowie deren Abschirmung und Elimination beschäftigt, **ein System entwickelt, mit welchem von Elektrosmog belastete Räume von diesem freigehalten werden können**. Das System neutralisiert elektromagnetische Felder und schützt die Menschen vor deren negativen Einflüssen. Es eignet sich für Schlafräume wie auch für ganze Wohnungen und ist – im Vergleich zu den sonst üblichen konventionellen Abschirmungs-Massnahmen – ausgesprochen effizient und kostengünstig. **Generell empfiehlt es sich, insbesondere Schlafräume konsequent mit diesen oder gleichwertigen Systemen auszurüsten**. Dies aufgrund des folgenden Sachverhalts:

Wenn der Sympathicus – wie oben bereits dargelegt – nachts aktiviert bleibt, so kann der Organismus nicht zur wohlverdienten Ruhe kommen – und dies gleich in doppelter Hinsicht, denn: Einerseits können sich die regenerativen

Kräfte des Parasympathicus nicht entfalten, die nur bei einem deaktivierten Sympathicus in vollem Umfang zu wirken beginnen; **alle Organe bleiben damit auf einer Stufe erhöhter Leistungsbereitschaft, statt dass sie sich erholen können.** Und anderseits wird die Zirbeldrüse daran gehindert, das körpereigene Schlaf- und Regenerationshormon Melatonin auszuschütten. Dadurch bleiben – als gleichsam „zweite Schiene des Stressabbaus" – auch die hormonellen Kräfte aus, die den Körperorganen die nötige Entspannung verleihen können.

Diese Schlüsselfunktionen des körpereigenen Melatonins für erholsamen und regenerativen Schlaf mit der erwünschten Nebenwirkung eines Anti-Agings sind zwar dank den wegweisenden Arbeiten der beiden Melatoninforscher Walter Pierpaoli und William Regelson schon seit langem bekannt – nicht aber, **welch dominierende Rolle parallel dazu dem Parasympathicus zufällt und wie sehr dieses starke, der Regeneration und dem Stressabbau dienende „Tandem" durch die elektromagnetischen und geopathischen Störungen in seiner Funktion behindert wird.**

Im Vordergrund jeder präventiven und therapeutischen Massnahme müssten deshalb die Vermeidung und/oder die ursächliche Bekämpfung von Stress stehen. Und auch da gibt es eine klare Hierarchie der Massnahmen zur Problem-Bewältigung: Effektiv empfiehlt es sich aufgrund der hier dargelegten Sachverhalte, in einem ersten Schritt alles zu tun, um die störenden elektromagnetischen Felder zu eliminieren, da diese durch ihre multiplen Einwirkungen auf die Steuerung der Körperfunktionen **nicht nur Stress verursachen, sondern auch jede konventionelle Differentialdiagnostik beeinträchtigen.**

Dazu kommt, dass eine nicht erholsame Schlafphase sich nicht nur in der hier dargelegten Stress-Symptomatik mit ihren krankheitsfördernden Effekten niederschlägt, sondern **ganz allgemein die Leistungsfähigkeit der Betroffenen beeinträchtigt.** So hat man in Dutzenden von wissenschaftlichen

Veröffentlichungen zur Frage einer ungenügenden Schlafqualität festgestellt, dass ca. 50 % der Betroffenen in monotonen Situationen einschlafen, 25 % tagsüber in kürzere oder längere Schlafphasen eintauchen und rund 60 % Erinnerungslücken haben. Ausserdem laufen diese Personen im Schnitt **ein 7-fach höheres Risiko für übermüdungsbedingte Unfälle.** Alles in allem ein betriebs- und volkswirtschaftliches Schadenpotenzial par excellence.

Elektrosmog-Filter statt Freischaltungen

Lange Zeit glaubte man, diesen Effekt mit sogenannten **„Freischaltungen"** bewerkstelligen zu können. Darunter ist das **Trennen von elektrischen Anlagen und elektrisch betriebenen Geräten von spannungsführenden Teilen** zu verstehen. Leider funktioniert diese Vorkehrung nicht, so lange noch irgendeine versteckte Steuerungs- oder Schaltfunktion im Netz aktiv bleibt. Und selbst wenn alles abgeschaltet und die Leitung „tot" ist, beginnt sich der erwünschte Effekt nicht sofort einzustellen. Denn **die Leitungen und Geräte schwingen noch während 2 bis 3 Stunden nach – genau in jener Zeit also, in der sich üblicherweise im menschlichen Körper das Melatonin zu bilden beginnt.** Was bedeutet, dass die Freischaltungen die ihnen zugedachte Funktion selbst bei voller Wirkung nur teilweise erfüllen können.

Das Ziel der Ausschaltung störender elektromagnetischer Felder lässt sich demgegenüber mit einem neuartigen E-Smog-Filter erreichen, der einfach in eine Steckdose eingesteckt werden kann. Dieser Filter übt seine Wirkung – je nach Modell und Kapazität – auf das gesamte Leitungsnetz eines Raums, einer Wohnung, einer Etage oder eines ganzen Hauses aus. Er neutralisiert die für Menschen negativen Elektrosmog-Belastungen und sorgt für ein angenehmes, unbelastetes Raumklima. **Damit sind die Grundbedingungen für einen erholsamen Schlaf gegeben.**

Der Vollständigkeit halber sei noch angemerkt, dass E-Smog-Filter trotz ihrer hohen gesundheitlichen Relevanz nicht unter das Medizinprodukte-Gesetz fallen, wie es derzeit von der EU vorbereitet wird und zu höheren Zulassungshürden wie auch zu einer massiven Verteuerung der Erzeugnisse führen wird. Anderseits sei jedoch festgehalten, **dass es die Gesundheitsbehörden der EU bislang tunlichst vermieden haben, die Elektrosmogfrage zu thematisieren** – dies trotz der Feststellungen des Wissenschaftsrats des Europäischen Parlaments über das gesundheitliche Schädigungspotenzial elektromagnetischer Strahlungen. **Würde nämlich die Frage mit der gleichen Akribie behandelt wie die Zulassung für Medizinprodukte, so müssten wohl in Westeuropa über zwei Drittel aller Wohn- und Betriebsgebäude wegen ihres gesundheitsschädigenden Potenzials evakuiert werden...**

Elektromagnetische Hygiene senkt die Morbiditätsraten und die Krankenkassenprämien...

Bei der Allgegenwart der Stress generierenden elektromagnetischen Felder – deren Folgen wir hier provokativ als „40 Volt-Krankheit" bezeichnen – handelt es sich um **ein virulentes gesundheitliches Problem epidemischen bzw. pandemischen Ausmasses.** Solche Erscheinungen würden – wenn sie von Viren oder Bakterien ausgelöst würden – unmittelbar die für die Volksgesundheit verantwortlichen Behörden auf den Plan rufen und entsprechende Massnahmen nach sich ziehen. Was allein schon von der wirtschaftlichen Bedeutung der durch Stress ausgelösten oder begünstigten Leiden absolut angezeigt wäre.

Wenn wir dabei nur schon die Chronifizierungen betrachten, die seriösen Schätzungen zufolge mit über 95 % aller Fälle direkt oder indirekt mit Stress assoziiert sind, so kumulieren sich die Kosten auf eine jährliche Summe, die mittlerweile bereits eine unvorstellbare Höhe erreicht hat: Jüngste Schätzungen gehen allein in der Schweiz von über 50 Milliarden CHF aus, was rund 80 Prozent der gesamten direkten Krankheitskosten entspricht. **Eine Senkung der Stressrate durch Einschränkung der elektromagnetischen Strahlung dürfte demzufolge mehr zur Volksgesundheit und zur Senkung der Krankheitskosten beitragen als jede andere Massnahme im Gesundheitsbereich.**

Dabei ist vor allem die Elektrizitätswirtschaft gefordert, die aufgrund ihrer fachlichen Zuständigkeit prädestiniert ist, bei der „Hygienisierung" der Stromversorgung massgeblich mitzuwirken. Was auch sachlich umso gerechtfertigter wäre, als mit entsprechenden Vorkehrungen nicht nur Effekte von gesundheitlicher, sondern auch solche wirtschaftlicher Relevanz erreicht werden könnten. Denn **mit dem Elektrosmog gehen beträchtliche Stromverluste einher,** wird dieser doch durch strombildende Elektronen verursacht, die aus Leitungen und Wicklungen austreten und die Umgebung verschmutzen, statt ordentlich ihren Dienst zu tun.

Diese Verluste sind erstens auf unpräzis ausgeführte Anschlüsse, Isolationsmängel und unsaubere Wicklungen sowohl im Produktions- wie auch im Stromverteilungs- und im Verbrauchsbereich zurückzuführen, zweitens der Tatsache anzulasten, dass die **strombildenden Elektronen nicht linear, sondern chaotisch – gleichsam „topsy turvy" – durch die Leitungen fliessen** und drittens schliesslich der Einwirkung multipler Störfelder (darunter auch geopathische Störzonen) zuzuschreiben, die den Stromfluss in den stromführenden Teilen ihrerseits negativ beeinflussen.

… und liegt auch im wirtschaftlichen Interesse der Beteiligten

Eine konsequente Optimierung der Systeme von der Produktion bis zum Endverbraucher – was wir hier als **„Hygienisierung" der Stromnetze bezeichnen – läge somit nicht nur im Interesse der Volksgesundheit, sondern auch einer nicht unbeträchtlichen Steigerung der Ressourcen-Effizienz der elektrischen Energie.** Diese Effekte liessen sich einerseits mit einer Optimierung der Installationen und Anschlüsse sowie mit besseren Isolationen und Abschirmungen, anderseits mittels neuartiger Schwingungsgeneratoren erreichen, die sich neue Erkenntnisse aus der Quantenphysik zunutze machen und darauf ausgerichtet sind, die Stromflüsse nachhaltig zu optimieren und zu beschleunigen.

Konkret weisen gewisse quantenphysikalische Experimente darauf hin, dass die erwähnten strombildenden Elektronen durch adäquate Schwingungsmuster dazu angeregt werden können, sogenannte **„Cooper-Paare" zu bilden, welche die Leitungen organisierter und da-mit nahezu verlustfrei durchfliessen** – ein Effekt, der bislang nur mit sogenannten „Supraleitern" zu erreichen war, die anfänglich nur bei einer Temperatur von 0 Kelvin (dem absoluten Nullpunkt auf der thermodynamischen Skala, entsprechend -273,15 °Celsius) zum Tragen kam.

Im gleichen Zuge könnten auch geopathische Störzonen abgeschirmt werden, die nicht nur die Gesundheit des Menschen beeinträchtigen, sondern auch den Stromfluss in Wicklungen und Leitungen negativ beeinflussen (Siehe nächstes Kapitel sowie den Anhang „Strategien für Stressvermeidung und Stressabbau"). Auch diese Einflüsse wurden von der Fachwelt während langer Zeit kritisch betrachtet oder unbesehen ins Reich der Fabeln verwiesen. Was umso leichter war, als es bis vor relativ kurzer Zeit keine Methoden und Instrumente gab, mit welchen man diese Effekte sicher nachweisen konnte. **Diese Nachweis-Lücke konnte inzwischen behoben werden.** Allerdings müssen sowohl die geopathischen Einflüsse wie auch die Wechselwirkungen und Störfaktoren zwischen verschiedenen Netzen noch näher untersucht werden.

Eine **konsequente Sanierung der elektrizitätswirtschaftlichen Einrichtungen** im genannten Sinne müsste dabei den Elektrokonzernen – die sich heute, nach einer langen Phase überbordender Konjunktur, einer ganzen Reihe wirtschaftlicher Probleme gegenübersehen – nicht unbedingt zum Nachteil gereichen; vielmehr **könnten sie sich zu einem neuen Ertragsfeld mausern**. Würden nämlich die Kosten entsprechender Massnahmen in einen Pool eingebracht, der je partiell aus Effizienzgewinnen, Konsumentenbeiträgen und Subventionen zur Förderung der Volksgesundheit alimentiert wird – dies selbstverständlich nach einem vorgängigen Modellbetrieb, in dessen Rahmen die einzelnen Effekte zu ermitteln wären und der zugleich die Grundlagen für eine sich an den Realitäten messende Revision der entsprechenden gesetzlichen Grundlagen liefern könnte – so könnten schon in wenigen Jahren erste messbare Resultate vorliegen.

Versteckte Angriffe aus der Erdkruste
auf unsere Gesundheit:

Was sind geopathische Störzonen?

Die Geopathie gilt auch heute noch als umstrittene Grenzwissenschaft, die in manchen Kreisen nach wie vor der Scharlatanerie zugerechnet wird. In den letzten Jahren sind jedoch so viele neue Kenntnisse und Erkenntnisse über die aus der Erdkruste kommenden Strahlungen und deren Wirkung entstanden, dass die Existenz dieser Erscheinungen und ihre Auswirkungen auf Mensch und Tier nicht mehr negiert werden können. Nicht zuletzt hat auch die Quantenphysik, welche mit ihren Thesen vom Wandel von Materie in Schwingung und vice versa die Newton´sche Physik förmlich auf den Kopf stellte, erste griffige Erklärungen zu dieser Phänomenologie geliefert. Und mittlerweile gibt es auch Systeme, mit welchen sich entsprechende Erscheinungen nachweisen und neutralisieren lassen.

Der jüngste Nachweis konnte im Rahmen der Entwicklungsarbeiten für Systeme zur Beschleunigung und Harmonisierung des Stromflusses in Leitungen, Schaltungen und Wicklungen erbracht werden. Untersuchungen lieferten den Beweis dafür, dass **der Stromfluss in elektrischen Netzen durch geopathische Störfelder signifikant beeinträchtigt werden kann**. Und dass sich umgekehrt die Strom–Effizienz durch eine Neutralisierung dieser Negativ-Einflüsse deutlich verbessern lässt. Deshalb sind heute die Scharlatane eher bei jenen zu suchen, welche geopathische Einflüsse auf den Menschen als Humbug qualifizieren. Wobei man anderseits zugeben muss, dass es auch unter jenen Zeitgenossen, die mit verschiedensten Basteleien Abhilfe versprechen, manch trübe Gläser gibt, die ihr Geschäft auf unsaubere Art betreiben und dabei vom

Umstand profitieren, dass sich vieles von dem nicht verifizieren lässt, was da vollmundig versprochen wird.

Ein einzigartiges Experiment anno 1928 …

Einer, dem Mangel an Seriosität sicher nicht vorgeworfen werden kann, ist der aus Dachau stammende Deutsche **Gunter Freiherr von Pohl (1873-1930),** ein begnadeter und erfolgreicher Radiästhet, der seiner Klientel aufgrund seiner Fähigkeiten manche sprudelnde Wasserquelle erschloss. 1928 kam von Pohl nach Vilsbiburg, einem Städtchen im niederbayrischen Landkreis Landshut mit damals rund 6´000 Einwohnern, um für die dortige Brauerei Urban nach neuen und ergiebigen Wasserquellen zu suchen. Er logierte im Gasthaus Halsbeck in der Mitte der Ortschaft, die im gleichen Jahre von der früheren Marktgemeinde zur Stadt erhoben wurde. Dort fiel ihm sowohl bei seiner Unterkunft wie auch bei den umliegenden Häusern die **hohe Mauerfeuchtigkeit auf, was auf multiple unterirdische Wasseradern schliessen liess**

Das brachte ihn auf die Idee eines für **die damalige Zeit absolut einzigartigen Experiments:** Er wollte herausfinden, ob zwischen Wasseradern und Krebsmortalität – die schon zu jener Zeit intensiv diskutiert wurde – ein Zusammenhang bestand. Aufgrund seiner guten beruflichen Qualifikationen **erhielt er vom Marktrat von Vilsbiburg die Erlaubnis zur Durchführung eines Blindversuchs,** bei dem weder er noch die Leute in seiner Begleitung irgendwelche Vorkenntnisse über Morbiditäten und Mortalitäten in der betroffenen Gemeinde erhielten. In der Folge ging von Pohl zwischen dem 13. Und dem 19. Januar 1929 in Begleitung des ersten Bürgermeisters Josef Brandl, eines Polizeikommissars und eines Polizeiwachtmeisters sowie eines weiteren Rutengängers durch das Gemeindegebiet, ermittelte die wichtigsten Wasseradern und trug diese in einen Ortsplan ein.

Parallel dazu und unabhängig davon ermittelte der Vilsbiburger Bezirksarzt Dr. Bernhuber die auf Krebserkrankungen zurückzuführenden Todesfälle in den Jahren 1918 bis 1928 und die Adressen der Opfer. Die Resultate waren absolut erstaunlich: **Die Wohnhäuser aller 54 Krebstoten aus jener Zeitspanne lagen auf den von Freiherr von Pohl gefundenen und eingetragenen Wasseradern.** Tatsächlich liest man im Original-Protokoll über den Ausgang der 2. Phase der Untersuchung – in deren Rahmen die Resultate vor Ort durch eine Begehung und eine Befragung verifiziert wurde – Folgendes:

… führt zu verblüffenden Erkenntnissen über die Wirkung von Wasseradern

„Aus den Karten zeigte sich die verblüffende Tatsache, dass sämtliche Krebstodesfälle in Vilsbiburg auf den von dem Freiherren von Pohl eingezeichneten starken unterirdischen Wasserläufen liegen. Soweit der über die Todesfälle orientierte 1. Bürgermeister J. Brandl an der Begehung teilnahm, hat, wenn Freiherr von Pohl ein Haus als krebsgefährlich bezeichnete und in diesem auch ein (oder bei mehrstöckigen Häusern zwei übereinander liegende) Zimmer und in diesem von aussen auch die Stellung und Lage des Sterbebettes angab, eine Besichtigung der betreffenden Häuser stattgefunden."

Und weiter: *„Die von aussen erfolgte Angabe des Freiherrn von Pohl hat sich durch Befragung des 1. Bürgermeisters bzw. des begleitenden Polizeibeamten bei den Nachkontrollen der Verstorbenen in jedem Falle ausnahmslos als richtig erwiesen; wo in einem Zimmer zwei Betten getrennt standen, verbat sich Freiherr von Pohl sofort jede Auskunft, in welchem Bett der Verstorbene geschlafen hatte und hat dann zur Verblüffung der Anwesenden jedesmal richtig angegeben, in welchem Bett der Krebskranke verschieden war. Sogar im Marktturm konnte in der 22 Meter hoch über dem Erdboden gelegenen Wohnung des Turmwächters die gleiche Feststellung gemacht werden."*

Allerdings vermochten diese durchwegs verblüffenden Resultate nicht durchwegs zu überzeugen. Denn schon damals war die Kritik ein fester Bestandteil des wissenschaftlichen Betriebs. Und so wurde von Pohl denn auch **in kritischen Kommentaren vorgeworfen, mit Vilsbiburg ein Städtchen mit hohen Krebshäufigkeiten ausgesucht zu haben**, welches sich ausserdem in einer Auenlage befindet, in welcher es üblicherweise viele Wasseradern gibt. Diese Einwände veranlassten den Freiherrn, sein Experiment ein Jahr später auf Wunsch des „Deutschen Zentralkomitees zur Erforschung und Bekämpfung der Krebskrankheit" in der Ortschaft Grafenau, einer Kleinstadt im Bayrischen Wald, zu wiederholen. **Grafenau war damals aus statistischer Sicht der krebsärmste Ort im Lande.**

Bei einem analogen Vorgehen wie in Vilsbiburg wurden alle Krebsfälle mit einer zuvor erstellten Wasseradern-Karte verglichen. **Resultat: 17 Krebsfälle, 17 Treffer.** Dies brachte die kritischen Stimmen zum Verstummen – erzeugte aber eine Ratlosigkeit darüber, wie denn dem Problem beizukommen sei. Denn nicht in allen Fällen konnten die Schlafstätten so eingerichtet werden, dass sie von keinerlei negativer Strahlung getroffen wurden. Freiherr von Pohl wurde in der Folge selbst aktiv und machte sich an die **Entwicklung eines Geräts zur Abschirmung oder zur Entstörung der geopathischen Strahlung.**

Seine Idee war die Entwicklung von Systemen, die nicht nur einzelne Häuser, sondern ganze Städte vor den Auswirkungen von Wasseradern, Erdstrahlen und anderen geopathischen Erscheinungen schützen sollten. **Leider gingen jedoch seine weiteren Experimente in dieser Sache gründlich schief**, was nicht nur seine Untersuchungen rückwirkend kompromittierte, sondern auch seinen Ruf als Radiästhet beschädigte. Ein Patent, welches er auf seine Erfindung eintragen liess, wurde in der Folge gelöscht.

Danach ging während Jahrzehnten nichts mehr – ausser, dass das **Feld nun praktisch den Scharlatanen überlassen wurde**, die die ganze Geomantie massiv diskreditierten und als seriösen Wissensbereich weitgehend ausschalteten. Erst in jüngerer Zeit wagte man sich auch von seriöser und wissenschaftlicher Seite wieder an die Thematik heran. Tatsächlich gelang es, mit Erkenntnissen aus der Quantenphysik und der Schwingungstechnik sowie mit spezifischen Materialien **neue Ansätze zu entwickeln, die einen Nachweis geopathischer Strahlungen wie auch deren Abwehr ermöglichen.** Welches sind nun aber die Störfelder aus dem Erdmantel und wie lassen sie sich charakterisieren?

Was sind geopathische Störzonen?

Die Erde wird von einem Magnetfeld eingehüllt, welches nicht gleichmässig, sondern gitter- und netzförmig aufgebaut ist. Entsprechende **magnetische Gitternetze überziehen die Erdoberfläche im Abstand von jeweils wenigen Metern**. Bei der Fortbewegung überquert der Mensch permanent diese wechselnden Magnetfelder und setzt sich dadurch ständig deren Einflüssen aus, die in seinem Körper elektrische Ströme induzieren. Die Wirkung dieser wechselnden Magnetfelder ist für den Menschen lebensnotwendig.

Wenn sich der Mensch jedoch über längere Zeit an ein und derselben Stelle aufhält und er sich dabei an einer magnetisch besonders aktiven Stelle befindet, so kann sein biokybernetisches System – welches die Nervenstränge und alle anderen bioelektrisch gesteuerten Regulationsmechanismen umfasst – gestört und geschwächt werden. Und auch geopathische Strahlungen haben – ähnlich wie elektromagnetische – die Eigenschaft, das vegetative Nervensystem auf Trab zu halten und den für die Entfaltung der regenerativen Kräfte zuständigen Parasympathicus in seinen Funktionen zu behindern. Diese **negative Doppelwirkung kommt vor allem dann zum Tragen, wenn sich die Schlafstätten der Betroffenen an geopathisch belasteten Stellen befinden.** Daran hat sich seit den eindrücklichen Untersuchungen von Freiherr von Pohl nichts geändert.

In manchen Beobachtungen aus jüngerer Zeit hat es sich herausgestellt, dass **geopathische Störeffekte an Schlaf- und Arbeitsplätzen zu körperlichen und psychischen Belastungen führen können**, die nach und nach in ernsthafte gesundheitliche Probleme übergehen und bis zu bösartigen Geschwüren führen können. In verschiedenen kleineren Untersuchungen konnte auch nachgewiesen werden, dass bei **mehr als 80 % der Patientinnen und Patienten mit malignen Tumoren geopathische Belastungen im Spiel waren**. Solche Belastungen können von verschiedenen geologischen Gegebenheiten und Anomalien ausgehen. Man unterscheidet dabei zwischen den folgenden Arten von Störzonen:

Wasseradern

Meteorwasser, welches in die Erde sickert, sammelt sich unterirdisch zu kleinen Rinnsalen, die allmählich zu Bächen und Flüssen zusammenfliessen, welche später einmal als Quellen zutage treten. Bei ihrem Fluss durchs Erdreich **reiben sich die Wassermoleküle am Untergrund und erzeugen damit elektromagnetische Strahlung**. Auf diese Strahlung wiederum reagiert der Mensch, wenn er sich dauerhaft in ihrem Einflussbereich aufhält. Auch schwache Strahlung hat dabei die Eigenschaft auf die Körperzellen einzuwirken und dabei Verspannungen und Veränderungen der Zellspannung zu bewirken.

Auf ihrem Weg an die Oberfläche wird diese elektromagnetische Strahlung durch die Materie kaum gedämpft – es sei denn, es handle sich um spezielle „Strahlenfänger" wie beispielsweise Biokohle. **Menschen wie auch die meisten Säugetiere und Vögel sind sogenannte „Strahlenflüchter", die sich unter dem Einfluss solcher Strahlungen unwohl fühlen**. Die meisten Tiere und Vögel meiden denn auch solche Stellen als Aufenthaltsorte. Umgekehrt gibt es aber auch „Strahlensucher" wie beispielsweise Katzen, die solch strahlende Stellen bevorzugen.

Auf diesen Beobachtungen mag auch die Mär beruhen, wonach der Storch die Kinder bringt. Der Hintergrund: **An geopathisch belasteten Orten bauen Störche keine Nester. Zugleich beeinflussen solche Orte aber auch die Fruchtbarkeit der Menschen negativ.** Was bedeutet, dass in Häusern, auf deren Dächer Störche ihre Nester bauen, die Nachkommenschaft gesichert erscheint. Umgekehrt kann die Strahlenbelastung nicht nur Unfruchtbarkeit, sondern auch eine ganze Menge von Befindlichkeitsstörungen bis hin zu schweren Krankheiten zur Folge haben, wie die Untersuchung von Freiherr von Pohl zeigte. Am häufigsten werden Kreislaufprobleme, Krampfadern, Gelenk- und Rückenschmerzen, Alpträume, Atemnot, schwere Beine, Gicht und Rheuma genannt. Und auch Krebs, wie man dank von Pohl weiss.

Gesteinsbrüche

Gesteinsbrüche entstehen, wenn im Untergrund Hohlräume und Höhlen zusammenbrechen und sich als deren Folge Erd- und Gesteinsmassen verschieben. Dadurch können sich **verschiedene Arten von Strahlungen** bilden: Zwischen den neu aufeinandertreffenden Schichten kann ein elektrisches Spannungsfeld entstehen, dessen Strahlen an die Erdoberfläche dringen. Im Rahmen der Materialverschiebungen können neue Wasseradern mit den bekannten Folgen entstehen. Und schliesslich kann bei tief in den Erdmantel reichenden Brüchen Magmastrahlung freigesetzt werden. **Am heftigsten fallen geopathische Belastungen aus, bei welchen alle drei Strahlungsarten zusammenkommen.**

Erdverwerfungen

Erdverwerfungen sind verschobene und aufgerollte Erdschichten, die im Laufe von Jahrhunderten durch Bewegungen in der Erdkruste entstanden sind. Durch die Rollbewegungen entstehen unter anderem **spiralförmige Strukturen, die** wie Kondensatoren wirken und elektrische Spannungsfelder freisetzen können. Diese geopathischen Felder gelten als besonders belastend für das menschliche Nervensystem. Auf exogenen Faktoren basierende Bewusstseinsveränderungen, Streitsucht und Gereiztheit, aber auch Depressionen, Angstzustände und Schlafstörungen gehen häufig auf Erd- und Gesteinsverwerfungen zurück.

Hartmanngitter / Globalgitter

Die elektromagnetische kosmische Strahlung, welche permanent auf die Erde trifft, alimentiert laufend ein **Netz von Reizstreifen, welche die Erde in Abständen von ca. 2 Metern in Richtung Nord-Süd und mit ca. 2,5 Metern in Richtung Ost-West überziehen**. Die Streifen weisen eine Breite von ca. 20 cm auf. Das vom Arzt Dr. E. Hartmann entdeckte Gitternetz umfasst die ganze Erde, weist aber gewisse Anomalien auf. Als besonders gefährlich gelten die Kreuzungspunkte, die als Liegeplätze für heikle Organe (Kopf, Herz) unbedingt vermieden werden sollten.

Curry-Gitternetze

Dieses Gitternetz ist nach Dr. Manfred Curry benannt, der es zwar nicht selbst entdeckte, aber als erster darüber berichtete. Das Netz verläuft in einem 45°-Winkel diagonal zum Hartmanngitter und weist eine Streifenbreite von ca. 60 cm auf. Der Abstand zwischen den Streifen beträgt 3 bis 3,5 Meter. **Die Strahlungs-Intensität der Streifen und Kreuzungspunkte variiert stark. Sie ist am Tag deutlich schwächer als in der Nacht** und bei Vollmond doppelt so stark wie bei anderen Mondständen. Besonders intensiv ist die von Currynetzen ausgehende Strahlung, wenn sie sich mit Wasseradern kreuzen.

Pflanzen-Wachstums-Laser

Eine noch kaum bekannte Beeinträchtigung aus der Erdkruste ist der „Pflanzen-Wachstums-Laser" – ein **dreidimensionales Energiegitter, welches die Erdoberfläche in der Form aneinandergereihter Kuben überzieht.** Es kann für den Menschen vor allem deshalb mit gesundheitlichen Risiken verbunden sein, weil es sich mit anderen Gittern verbinden, konjugieren und potenzieren und damit eine hohe Strahlungsintensität erreichen kann. Dazu kommt, dass die Kuben dieses Systems weder sehr regelmässig noch sehr stabil sind, was ihre Einschätzung umso schwieriger macht.

Fazit und Handlungsanleitung

Wie diese kurzen Beschreibungen zeigen, **lauert unter der Erdoberfläche eine ganze Menge konkreter Gefahren, welche jedoch nur dort zum Tragen kommen, wo der Mensch sich während langer Zeit aufhält** – im Bett und am (stationären) Arbeitsplatz. Und wie die Ausführungen weiter nahelegen, sind die entsprechenden Störquellen auch nicht stabil, sondern sie haben die Tendenz, sich in Position, Intensität und Wirkung stetig zu verändern. Ging man früher davon aus, lediglich etwas gegen die Wasseradern unternehmen zu müssen – was für geübte und seriös arbeitende Radiästheten eine relativ leichte Aufgabe war – ist mittlerweile mit der Fülle der sich ergänzenden, konjugierenden und potenzierenden Netze, Gitter, Brüche und weiteren geologischen Anomalien aller Art **eine Gemengenlage entstanden, die für Laien kaum mehr zu überblicken ist.**

Daraus ergibt sich **für die Praxis die Empfehlung, sich mittels einer ganzheitlichen Abschirmung vor allen Eventualitäten zu schützen.** Diese Abschirmung kann für ein ganzes Gebäude oder auch kleinräumig für einen einzelnen Schlafplatz realisiert werden. Ersteres ist bei einem Neubau für relativ bescheidene Kosten zu bewerkstelligen, während die Abschirmung bestehender Gebäude gegen Erdstrahlen aller Art relativ aufwändig ist. **Für die Abschirmung der einzelnen Schlafplätze dagegen gibt es heute spezielle Matten mit breitem Wirkungsspektrum,** die auf die Untermatratze gelegt werden können und die die schlafenden Personen nicht nur vor geopathischen Einflüssen, sondern auch vor den Einwirkungen elektromagnetischer Felder zu schützen vermögen.

Vom Hahnenwasser zum Jungbrunnen:

Wasser – Lebenselixier und Informationsträger

Nach dem Sauerstoff ist Wasser die zweitwichtigste Substanz, die der Mensch zum Leben braucht. Und hier ist der Mangel, den heute ein grosser Teil der Bevölkerung an diesem essentiellen Stoff leidet, teilweise eklatant. Tatsächlich sind viele Krankheiten ursächlich oder auslösend auf eine Dehydration – d.h. ein Austrocknen des Körpers infolge zu geringer Wasserzufuhr – zurückzuführen. Davor kann man sich durch eine regelmässige und reichliche Zufuhr von reinem Wasser schützen. Noch besser ist allerdings ein nach neuesten Erkenntnissen der physiologischen Wirkungen und der Bioverfügbarkeit aufbereitetes und optimiertes Trink- und Haushaltwasser. Der kontinuierliche Konsum dieses Wassers bildet denn auch eine vorzügliche Massnahme zur Optimierung der Körperfunktionen und zur Förderung des Wohlbefindens. Und damit auch gegen Stress.

Tatsächlich: Der zweitwichtigste Stoff, den der Mensch vorrangig und in grossen Mengen zum Leben braucht, ist Wasser. **Menschen können zwar 30 bis 50 Tage ohne feste Nahrung auskommen, aber nur etwa 5 bis 7 Tage ohne Wasser.** Dieser Sachverhalt hätte eigentlich die Wissenschaft schon längst darauf bringen müssen, dass die herkömmliche Lehre über die Funktion des Wassers im menschlichen Körper nicht stimmen kann. Dennoch hält sich weiter hartnäckig die Lehrmeinung, dass dieser Stoff in dem zu 75% aus Wasser bestehenden menschlichen Körper im Überfluss vorhanden sei und dass dieses Wasser ausser seiner Funktion als Löse-, Transport- und Füllmittel keine weitere physiologische Aufgabe zu erfüllen habe.

Wassermangel als Ursache vielfältiger Gesundheitsstörungen

Dieses Paradigma wurde vom iranischen Arzt und Forscher Dr. Faridun Batmanghelidj gründlich in Frage gestellt. Dieser fand - wie übrigens schon unzählige Personen vor ihm – heraus, dass **manche Befindlichkeitsstörungen und Krankheiten durch die Einnahme von Wasser beseitigt werden können**. Im Unterschied zu jenen gab sich Batmanghelidj jedoch nicht mit dieser Beobachtung zufrieden, sondern suchte intensiv nach Zusammenhängen und Erklärungen.

Dabei stiess er auf eine ganze Reihe von Erkenntnissen, die sich wie eine Indizienkette aneinander reihen und zeigen, dass viele Krankheiten, die von der Schulmedizin lediglich symptomatisch behandelt werden, von einer zu geringen Wasseraufnahme begünstigt oder gar verursacht werden. Und er fand heraus, dass **Dehydration bzw. Austrocknung ein sehr verbreitetes Leiden ist, welches in den wenigsten Fällen richtig diagnostiziert wird** und auf dessen Folgeerscheinungen die etablierte Medizin nicht mit der Empfehlung zur Aufnahme grösserer Wassermengen, sondern mit Medikamenten aller Art reagiert.

Als drastisches Beispiel sei hier die weit **verbreitete Magenübersäuerung** erwähnt. Ihr **gehäuftes Auftreten ist weitgehend eine Folge der heutigen Ernährung**, welche grosse Mengen an energiereichen und säurebildenden Nährstoffen und nur einen geringen Anteil an Ballaststoffen und säureneutralen oder basischen bzw. neutralisierenden Flüssigkeiten enthält. Zuckerhaltige Limonaden beispielsweise vergrössern lediglich die Säurebelastung, statt diese abzubauen. Auf Magenübersäuerung mit den gefürchteten Krämpfen und Reflux – d.h. dem Zurückfliessen sauren Mageninhalts in die Speiseröhre – als Folgeerscheinungen reagiert die Medizin in der Regel mit Antaciden; mit Mitteln also, die die überschüssige Säure neutralisieren sollen.

Frischwasser in der Rolle eines „Heilmittels"

Dr. Batmanghelidj hat in seiner Praxis über 3000 Patientinnen und Patienten allein dadurch von ihrer chronischen Magen- und Darmübersäuerung geheilt, dass er ihnen eine konsequente Frischwasser-Kur verordnete. Diese therapeutische Erfahrung führte ihn zum Schluss, dass die **chronische Übersäuerung des gastrointestinalen Trakts** meist nicht nur eine Folge von Fehlernährung, sondern zugleich eine Dehydrationserscheinung als Konsequenz einer zu geringen Wasseraufnahme ist.

Scheinbar paradoxerweise treffen solche und andere Erscheinungen, die grossenteils auf einen Wassermangel zurückzuführen sind, auch Personen, die den ganzen Tag über reichlich Flüssigkeiten zu sich nehmen. Diese Flüssigkeitsaufnahme ist jedoch häufig durch einen **ausgiebigen Genuss von Kaffee und Tee sowie von Fruchtsäften, Limonaden, Wein, Bier** und Mischgetränken aller Art gekennzeichnet. Leider ist noch recht wenig bekannt, dass manche dieser Getränke eher zu einer **Austrocknung des Körpers statt zu dessen Versorgung mit Wasser** führen.

Eine andere Krankheit, die **zum Teil ebenfalls der Dehydration zugerechnet werden muss, ist Arthrose.** Obwohl schon seit langem Indizien darauf hinweisen, dass es sich hier um eine Mangelkrankheit handeln dürfte und obwohl schon seit geraumer Zeit Untersuchungen vorliegen, die auf eine positive Wirkung der aus natürlichen Stoffen gewonnenen Nahrungssupplemente Glucosamin und Chondroitin zur Regeneration und Wiederherstellung der Elastizität der Gelenkknorpel hinweisen, wird diese Krankheit nach medizinischer Lehrmeinung immer noch als unheilbar eingestuft und sperren sich manche Gesundheitsbehörden nach wie vor beharrlich dagegen, die entsprechenden Nahrungsergänzungsmittel als solche zuzulassen.

In Ergänzung dazu hat Faridun Batmanghelidj festgestellt, dass zu den Ursachen von Arthritis und Arthrose auch eine nicht ausreichende Versorgung des Organismus mit Wasser zu zählen ist und dass anderseits, folgerichtig, eine gezielte Wassertherapie zu einer Linderung oder gar einer Heilung der Krankheit beitragen könnte. Dasselbe gilt auch für die rheumatoide Arthritis, die nach heutigem Verständnis auf eine **Defizienz des Immunsystems zurückzuführen ist, deren Ursachen jedoch ebenfalls zu einem beträchtlichen Teil in einem körperlichen Wassermangel liegen dürften.**

Durstgefühle sind kein zuverlässiger Indikator für Wassermangel

Eine wesentliche Ursache des chronischen Wassermangels, an dem heute grosse Teile der Bevölkerung in mehr oder minder ausgeprägtem Masse leiden, dürfte anthropologischer Natur sein: **Während der Mensch von der Natur für Leistungen ausgestattet ist, die er zur Erhaltung seiner Existenz gleichsam "im Schweisse seines Angesichts" erbringen musste, sitzt er heute in zentralgeheizten Räumen bewegungsarm vor seinem Computer.** Was konkret bedeutet, dass das Durstgefühl, das sich beim schwer arbeitenden Menschen nach einem Wasserverlust durch Ausdünstung und starke Atmung meldete, beim "Sitzarbeiter" modernen Zuschnitts ausbleibt.

Dies heisst nichts anderes, als dass sich der Mensch von heute nicht mehr auf sein Durstgefühl verlassen kann, um zu einer ausreichenden Wasserversorgung zu gelangen, sondern dass er **bewusst und aus Vernunftgründen trinken muss, um Dehydrationserscheinungen vorzubeugen.** Und es bedeutet auch, dass die Convenience-, Kult- und Modegetränke, die heute das Trinkverhalten prägen, zu einem grossen Teil nicht zu einer Verbesserung des Wasserhaushalts beitragen, sondern kontraproduktiv wirken.

Anderseits gilt nach wie vor das Durstgefühl als Zeichen dafür, dass der Mensch mehr Wasser benötigt – und wo es ausbleibt, denken heute erst wenige Menschen daran, dass sie aus gesundheitlichen Gründen Wasser trinken müssten. Auch die **klassische Medizin geht davon aus, dass das Durstgefühl bzw. der "trockene Mund" ein ausreichender Indikator für einen Wasserbedarf** und ein genügender Motivator für den Menschen sei, diesen zu decken. So kommt es denn, dass diese Medizin nicht nur die Bedeutung einer konsequenten und kontinuierlichen Versorgung des Körpers mit Wasser verkennt, sondern zugleich mit manchen ihrer Empfehlungen einer gefährlichen Dehydration Vorschub leistet.

Dies gilt beispielsweise für die Art und Weise, wie bei uns in aller Regel der Bluthochdruck behandelt wird. **Bluthochdruck ist - zumindest partiell - darauf zurückzuführen, dass infolge einer zu geringen Wasseraufnahme zu wenig Blutplasma zur Verfügung steht**, der Körper die Blutgefässe – gleichsam als Sparmassnahme – verengt und das Herz den Blutdruck erhöht, um die Versorgung auch bei verengten Kapillaren zu gewährleisten. Zugleich bremst der Organismus die Ausleitung von Salz, um mit dieser Massnahme möglichst viel Wasser zurückhalten zu können.

Die Schulmedizin auf dem therapeutischen Holzweg

Und was tut die Medizin? Aus der Tatsache, dass Bluthochdruck häufig mit einem erhöhten Salzgehalt einhergeht, zieht sie in **Verwechslung von Ursache und Wirkung** den Schluss, dass ein Überschuss an Natriumchlorid mit als Grund für die Hypertonie zu betrachten sei. Folgerichtig empfiehlt sie eine salzarme Diät und verordnet zu allem Überfluss noch harntreibende Mittel, um den vermeintlich zu hohen Salzstatus zu korrigieren. Weil sich dadurch das Problem in der Mehrzahl der Fälle nur noch verschlimmert, wird dann den Patienten die Dauereinnahme blutdrucksenkender Mittel verordnet. Dies, obwohl in unzähligen Fällen **das gezielte Wassertrinken eine unspektakuläre und erst noch kostenlose Lösung** gebracht hätte.

Ebenfalls mit Wassermangel oder mit dem **Trinken der falschen Flüssigkeiten hat ein beträchtlicher Teil aller Fälle von Übergewicht zu tun**. Durch süsse Limonaden wird das Blut mit Glukose überschwemmt, deren Überflusss zum Teil in Fett umgewandelt wird. Zugleich wird die Verwertung der Fettstoffe blockiert und bewirkt, dass letztere in die Fettzellen eingelagert werden. Die auf die Zuckerspiegel-Spitze folgende **Phase der Unterzuckerung führt schon bald danach zu Hungergefühlen** und zu einem Verlangen nach weiteren süssen Stoffen.

Auch dieses Hungergefühl hat einen wichtigen anthropologischen Aspekt: Während der Rumpf in den letzten Dezennien immer mehr von der harten physischen Arbeit entlastet, entwöhnt und in eine sitzende Position gedrängt wurde, sind die Anforderungen an den Kopf in jüngerer Zeit eher noch gestiegen. **Hungergefühle gehen jedoch vom Kopf aus, der sich bei starker Beanspruchung rasch unterversorgt fühlt und nach neuer Nahrung verlangt**. Allerdings haben Untersuchungen ergeben, dass das Gehirn auch bei einer Unterversorgung mit Wasser völlig undifferenziert mit analogen Signalen reagiert. **Wer also Durst hat und zu wenig trinkt, hat häufig die Tendenz, mehr zu essen**. Zum Glück funktioniert dieser Mechanismus meist auch im umgekehrten Sinne. Will heissen: Wer vor einer Mahlzeit ausreichend Wasser trinkt, fühlt sich rascher satt.

Aus diesen Beispielen ersieht sich mit aller Deutlichkeit, **welch vitale Bedeutung dem Wasserhaushalt für die menschliche Gesundheit zukommt**. Nachdem jedoch die Signale, die früheren Generationen einen Flüssigkeitsmangel anzeigten, weitgehend ausgefallen sind und nachdem sich auch Angebot und Versorgung im Getränkebereich fundamental gewandelt haben, bleibt es allein unserer Vernunft überlassen, einer schleichenden

Dehydration zu Lasten unserer Gesundheit und unseres Wohlbefindens vorzubeugen.

Wasser als Informationsträger

Im Allgemeinen wird jedoch nicht nur die physiologische Rolle unterschätzt, welche dem Wasser für den menschlichen Organismus zukommt, sondern auch dessen Funktion als Informationsträger. **In der durchtechnisierten und durchchemisierten Welt, in der wir leben, nimmt Wasser eine ganze Menge unterschiedlichster Informationen auf, die es zum Teil auch wieder abgibt.** Darunter befinden sich auch verschiedenste problematische und schädliche Informationen, die bei gehäuftem Auftreten zu gesundheitlichen Problemen führen können.

Denn Wasser, wie es bei uns aus dem Hahnen fliesst, ist zwar bakteriologisch rein und untadelig – dafür sorgen schon die hohen gesetzlichen Hygieneansprüche, die ans Trinkwasser gestellt werden –, aber meist mit Informationen belastet, die man ihm nicht ansieht und die auch mit den feinsten und differenziertesten Analysegeräten nicht sichtbar gemacht werden können. **Selbst Wasser, welches alle erdenklichen Reinigungsstufen einschliesslich Aktivkohlefilter durchlaufen haben, enthalten zwar keine Medikamentenrückstände mehr, wohl aber häufig noch deren Information.**

Das mag zwar für Uneingeweihte unglaublich klingen, wird aber durch folgendes Beispiel konkret untermalt: Personen die an schwerer Zöliakie (einer Unverträglichkeit des Klebereiweisses Gluten) leiden, können von schwersten körperlichen Reaktionen ereilt werden, wenn sie mit Gebäck in Berührung kommen, welches bloss neben einem glutenhaltigen anderen Stück stand, ohne mit diesem in Kontakt zu gelangen. Will heissen: **Eine nicht materialisierte Übertragung von blossen Schwingungen reicht aus, um entsprechende gesundheitliche Störungen auszulösen.**

Betroffene, die sich über solche Erfahrungen austauschen, wurden früher bisweilen für verrückt gehalten. Inzwischen belegen jedoch neuere Erkenntnisse aus der Quantenphysik, dass eine derartige, nicht an Materie gebundene Informationsübertragung durchaus stattfinden kann. So vermag es denn auch nicht weiter zu erstaunen, dass **Wasser auch Informationen enthalten und übertragen kann, die den Stromfluss stören und Elektrosmog bewirken.** Deshalb reichen Trinkwasser-Optimierungssysteme der jüngsten Generation, die einer umfassenden Sanierung und Optimierung der Wasserversorgung dienen, weit über die verbreiteten Systeme zur Entkalkung und zur Vermeidung von Legionellenbildungen hinaus.

Qualitative Merkmale und physiologische Vorteile optimierten Trinkwassers

So können sie dafür sorgen, **dass negative Informationen mittels neutralisierender Frequenzen aus dem Wasser entfernt – also gleichsam „gelöscht" – werden.** Dabei handelt es sich vorwiegend um erhöhte Nitratwerte, Schwermetall-Einwirkungen, radioaktive und elektromagnetische Belastungen etc. Umgekehrt geben sie positive Schwingungen ans Wasser ab, versorgen dieses mit Photonen – wodurch der natürliche Aufbau von Sauerstoff im Wasser gefördert wird –, reduzieren die Clustergrösse und verbessern damit die physiologisch entscheidende Bioverfügbarkeit für die Körperzellen.

Zugleich wird das im Wasser gelöste Kalk physikalisch so verändert, dass die für wasserführende Teile problematischen und auf Dauer zerstörerisch wirkenden Anhaftungen vermieden werden, ohne dass anderseits die ernährungsphysiologisch wertvollen Mineralstoffe eliminiert werden. **Durch all diese Effekte wird aus einem sogenannt „toten" Wasser,** welches zwar im Sinne der Lebensmittelhygiene rein und einwandfrei ist, ein **lebendiges oder**

„belebtes" **Wasser**, welches ihre Nutzer – ob getrunken, zum Waschen, Zähneputzen oder Duschen benutzt– **optimal erfrischt und als angenehm empfunden** wird.

Duschwasser beispielsweise wirkt sehr weich und angenehm netzend; zugleich wird auch der Bildung von Legionellen – die mit dem Wasserdampf inhaliert werden und die gefürchtete Legionellose oder Legionärskrankheit auslösen können – Einhalt geboten. Diese Eigenschaft kommt auch zum Tragen, wenn das Wasser für Zwecke der Luftbefeuchtung verwendet wird. **Die positiven Qualitätseigenschaften des so behandelten Wassers zeigen sich auch bei Haustieren** – hier zeigten Tests mit Katzen und Hunden eindeutige Präferenzen – wie auch für Zimmer- und Balkonpflanzen. Letztere können das Wasser dank seiner geringeren Clustergrösse über die Wurzeln besser aufnehmen. Denn Bioverfügbarkeit wirkt nicht nur beim Menschen, sondern auch bei Tieren und Pflanzen.

Wasserqualität und Stress

Was aber hat nun – mit Blick auf das Thema des vorliegenden Informationswerks – Wasserqualität mit Stress zu tun? Bei Lichte betrachtet eine ganze Menge. Hier kurz die vier wichtigsten Aspekte:

• **Die Zellen des Organismus** sind für die Aufnahme von Nährstoffen wie auch für den Abtransport von nicht verwertbaren Abfallstoffen **zwingend auf gutes Wasser mit hoher Bioverfügbarkeit angewiesen.** Ist die Wasserversorgung ungenügend, so gerät der Organismus in Stress.

• Wasser, welches von negativen Informationen befreit ist, verhält sich gegenüber elektrischen Anlagen neutral. Das spielt deshalb eine nicht zu unterschätzende Rolle, weil sich **störende Strahlung negativ auf den**

Stromfluss auswirken und die Bildung von Elektrosmog fördern kann.

• Negative Strahlung kann nicht nur von Wasser in unterirdischen Wasseradern, sondern auch von jeder Wasserleitung ausgehen, in welcher Wasser mit störenden Schwingungen zirkuliert. Diese **Strahlen wiederum wirken negativ auf das vegetative Nervensystem**, wo es die Funktion des Parasympathicus behindern oder blockieren kann.

• Ganz allgemein wirkt sich ein **ausgeglichener Körperhaushalt**, wie er durch eine gute und ausreichende Versorgung mit physiologisch wertvollem Wasser nachhaltig gefördert wird, **positiv auf die Stresstoleranz** des gesamten Organismus aus.

Allein aufgrund dieser Sachverhalte kommt der Qualität der Wasserversorgung eine hohe Relevanz zu. Insbesondere auch innerhalb von Strategien, die auf die Vermeidung und/oder den Abbau von Stress gerichtet sind.

Schlüssel zu höherer Effizienz in Prävention und Therapie:

Zuverlässige Stressdiagnose mit der neurovegetativen Regulationsdiagnostik

Die sogenannte „Schulmedizin" geht immer noch davon aus, dass das im Stammhirn des Menschen beheimatete vegetative Nervensystem nicht analysiert und von Menschen nicht willentlich beeinflusst werden könne. Ein Irrtum. Denn zum Vegetativum mit seiner Polarität zwischen aktivem Sympathikus und regenerativem Parasympathikus gibt es nicht nur diagnostische, sondern auch funktionale Zugänge. Was umso bedeutsamer ist, als eine Imbalance zwischen den beiden gegensätzlichen „Funktionsträgern" – der sogenannten neurovegetativen Regulation – gleichzusetzen ist mit Stress. Und mit einem neuartigen Diagnosesystem mit der Bezeichnung „neurovegetative Regulationsdiagnostik" lassen sich nicht nur Stress und dessen Ursachen nach wissenschaftlichen Kriterien diagnostizieren, sondern auch Strategien zu dessen Abbau entwickeln und umsetzen. Damit öffnet sich ein Fenster zu signifikant mehr Effizienz in Prävention und Therapie, was umso bedeutsamer erscheint, als Schätzungen zufolge über 80 % aller Krankheiten und mehr als 95 % aller chronischen Leiden direkt oder indirekt mit Stress assoziiert sind.

Die moderne Medizin erzielt zwar auf vielen Einzelgebieten ihres Wirkens stupende Erfolge und gelangt zu stets neuen Erkenntnissen, aber sie bleibt – gemessen an den munter kletternden Kosten – in ihrer Gesamtleistung ausgesprochen suboptimal. Die Politik wiederum versucht der so genannten "Kostenexplosion" durch zunehmenden Druck auf die Leistungserbringer (Kliniken, Ärzte, Pharmazie) beizukommen, betreibt damit aber letztlich nur Symptombekämpfung, weil sich nun einmal ein komplexes systemisches

Problem nicht mit wesensfremden organisatorischen und wettbewerbsspezifischen Mitteln lösen lässt.

Ein effektiver Lösungsansatz kann somit nicht in einer besseren Verwaltung der Krankheit oder einer Rationierung der Leistungen und des Einsatzes ihrer Erbringer gefunden werden, sondern sie muss auf eine bessere Leistungs- und Ressourceneffizienz abzielen. Die zunehmende Zahl kostspieliger Multimorbiditäten und Chronifizierungen ist ein deutlicher Hinweis dafür, in welche Richtung entsprechende Überlegungen und Massnahmen zu zielen haben.

Der Schlüssel dazu heisst "Diagnostik": Im Gegensatz zur heute gelebten Praxis liegt hier der Ansatz nicht in einer besseren Koordination und Homologierung mehrerer Einzeldiagnosen mit sich teilweise widersprechenden Befunden, sondern vielmehr im **besseren Verständnis des "biokybernetischen Systems Mensch" mit seinem neurovegetativen Regulationssystem.** Oder salopp ausgedrückt: Wenn es gelingt, den "menschlichen Zentralcomputer" für eine Basisdiagnose zugänglich zu machen, so läge hier der Ansatz für eine nachhaltigere und damit kosteneffizientere Humanmedizin.

Das Verstehen der Polarität im vegetativen Nervensystem als Schlüssel zu einer fundamentalen Diagnostik

Dazu muss man wissen, dass Gesundheit wie Krankheit einem multifaktoriellen Geschehen unterliegen. Dabei gilt es zu unterscheiden zwischen äusseren und inneren Faktoren oder Signalumgebungen. Zu den äusseren zählen beispielsweise gesunde und nährstoffreiche Nahrungsmittel und eine gute Vitalsituation auf der positiven sowie toxische Belastungen, Strahlung und Elektrosmog wie auch akustische Belastungen auf der negativen Seite. Umgekehrt wird die innere Signalumgebung von Faktoren bestimmt, die in der Struktur, der Historie und der Entwicklung der einzelnen Persönlichkeit liegen. Denkgewohnheiten, Verhaltensmuster, emotionale Stabilität oder Labilität gehören ebenso dazu wie die Nachwirkungen traumatischer oder positiv motivierender Erlebnisse.

Die Charakteristiken dieser individuellen, inneren Signalumgebung bestimmen letztlich darüber, wie weit Gegebenheiten im äusseren Signalumfeld – beispielsweise Disharmonien und Konflikte im privaten oder beruflichen Umfeld – sich zu Stressfaktoren auswachsen und – je nach deren Intensität und Dauer – zu wesentlichen bis bestimmenden Aspekten und Ursachen für chronische Erkrankungen werden.

An der Verbindungsstelle zwischen innerer und äusserer Signalumgebung steht **eine Art "Interface", welches jedem Mediziner unter dem Begriff "vegetatives Nervensystem" oder auch "autonomes Nervensystem" geläufig ist. Dennoch findet es in der medizinischen Praxis kaum Beachtung.** Sehr zu Unrecht. Denn gerade hier liegt der Schlüssel zur Entstehung schwerer und chronischer Krankheiten wie auch zum Verständnis von Ätiologie und Pathogenese.

Das vegetative Nervensystem bildet eine Polarität: Auf der einen Seite befindet sich der Sympathikus, welcher den Menschen befähigt, umgehend auf alle Situationen im Sinne der Selbsterhaltung zu reagieren – getreu dem im Stammhirn angelegten archaischen Muster von Angriffs- und Fluchtverhalten. Wird der Sympathikus aktiviert, so werden alle Funktionen unseres Organismus, die nicht für das kurzfristige Überleben benötigt werden, mehr oder minder stark reduziert oder gar kurzfristig ausgeschaltet. Zu diesen Funktionen gehören alle inneren Aktivitäten, die mit Regenerations- und Heilungsprozessen verbunden sind, einschliesslich des Immunsystems.

Ungleichgewicht zwischen Sympathikus und Parasympathikus – Hauptursache gesundheitlicher Störungen.

Die Polarität, die für die Aufrechterhaltung dieser Funktionen sorgt, heisst Parasympathikus. Gesundheit erfordert eine Balance zwischen diesen beiden Polen, die beide lebenswichtige Aufgaben erfüllen. **Es ist nachvollziehbar, dass ein längeres bzw. anhaltendes Ungleichgewicht zwischen Sympathikus und Parasympathikus zu gesundheitlichen Störungen führen muss. Dies ist insbesondere dann der Fall, wenn über längere Zeit hinweg oder permanent eine Überaktivität des Sympathikus vorliegt, die die regenerativen Prozesse auf Dauer einschränkt oder blockiert.**

Ein Organismus, der sich nicht regenerieren kann, reagiert früher oder später mit gesundheitlichen Störungen. Das reicht von der höheren Anfälligkeit für Infektionen der oberen Atemwege über die multiplen, zur Chronifizierung neigenden Krankheiten des rheumatischen Formenkreises bis hin zu den Krebserkrankungen. In der medizinischen Praxis werden solche Erkrankungen in der Regel symptomatisch behandelt, da konkrete Hinweise auf die eigentlichen Ursachen fehlen. Und auch eine noch so differenzierende **konventionelle Diagnostik gibt zwar Auskunft über die Art und Schwere der Erkrankung, nicht aber über deren effektive Ursachen.**

Nun hat es sich zwar längst herumgesprochen, dass Stress zu den Auslösern mancher Krankheiten zu zählen sei. Dass **Stress aber seinerseits als Folge eines sich im Dauer-Ungleichgewicht befindlichen vegetativen Nervensystems zu betrachten** ist und dass hier die eigentlichen Ursachen für viele persistierende Krankheiten und schlechte Behandlungserfolge liegen, ist in dieser absoluten Form eine neue und noch kaum verbreitete Erkenntnis.

Allerdings: So lange dieser Sachverhalt nicht ausreichend anhand standardisierbarer und reproduzierbarer Messungen nachgewiesen werden kann, ist dies nicht weiter erstaunlich. Denn **die objektive Messbarkeit entsprechender Entwicklungen und die Nachprüfbarkeit damit verbundener Aussagen bildet seit jeher die Voraussetzung dafür, dass die Medizin bereit ist, sich auf entsprechende neue Behandlungsstrategien einzulassen.**

Medizintechnische Schlüssel-Innovation: Ein zuverlässiges System für die neurovegetative Regulationsdiagnostik mit breitem Applikationsspektrum...

Es darf deshalb als eigentliche Schlüssel-Innovation in der Medizintechnik gewertet werden, dass es nunmehr auf der Basis einer rund 30-jährigen Forschungs- und Entwicklungstätigkeit **gelungen ist, ein diagnostisches System zu realisieren, welches die zur Analyse der neurovegetativen Regulation massgeblichen Parameter auf relativ einfache Weise abzugreifen und in weiteren Schritten in klare diagnostische Aussagen umzusetzen vermag.** Der so genannte "Proof of Concept" des Systems konnte inzwischen in zahlreichen schlüssigen Vergleichsmessungen erbracht werden: Die ermittelten Messwerte erwiesen sich als zuverlässig und reproduzierbar; die Auswertungen als aussagekräftig und praktisch umsetzbar.

Dass das neue System die Voraussetzungen erfüllt, um die Effizienz und Werthaltigkeit der klassischen wie auch der komplementären Medizin in Prävention und Therapie nachhaltig zu stärken, zeigt sich nicht nur in seiner Fähigkeit, den Ursachen schwerer und chronischer Leiden und Multimorbiditäten auf den Grund zu gehen, sondern auch in der **eindrücklichen Bandbreite seiner Einsatzmöglichkeiten**, als da sind:

• ***Frühwarnsystem:*** Lange bevor irgendwelche gesundheitlichen Konsequenzen einer neurovegetativen Dysbalance spürbar werden, lassen sich bereits Aussagen darüber treffen, ob sich der Organismus im Gleichgewicht befindet oder ob mittel- oder langfristig die Gefahr negativer Konsequenzen aus einer dauerhaft einseitigen Überaktivität besteht.

• *Gesundheits-Check:* Der von vielen Ärzten angebotene und von manchen Krankenkassen mitfinanzierte Gesundheits-Check lässt sich mit der Komponente der neurovegetativen Diagnose ungleich präziser und aussagekräftiger gestalten, als dies mit dem meist vagen Interpretieren von Laborwerten möglich ist. Dies umso mehr, als bei Verdacht auf potenzielle Störungen immer noch differentialdiagnostisch nachgefasst und entsprechende Risiken genauer definiert und eingegrenzt werden können.

• *Einstiegs-Diagnose im Krankheitsfall:* Als Initialdiagnostik ist die neurovegetative Regulationsdiagnose ratsam bzw. indiziert – insbesondere dann, wenn diffuse Krankheitsbilder oder solche therapieresistenter Patienten vorliegen und sich ein fundierter diagnostischer Ansatz aufdrängt.

• *Begleitdiagnostik bei schweren Krankheiten* wie beispielsweise chronische Herz-Kreislauf-Insuffizienzen oder Krebs, aber auch chronifizierte Krankheiten wie schwerere Leiden des rheumatischen Formenkreises. Hier kann die neurovegetative Regulationsdiagnostik Wege aufzeigen, wie selbst ein scheinbar unaufhaltsamer Krankheitsverlauf noch günstig beeinflusst werden kann.

• *Monitoring:* Mit dem System lässt sich der Therapieverlauf periodisch überprüfen – und zwar nicht nur auf rein somatischer, sondern auch auf interaktiver somatisch-psychischer Ebene. Die objektive, plastische ad-hoc-Darstellung eines positiven Verlaufs wirkt zudem auf Patienten motivierend.

... schafft die Voraussetzung für effizientere therapeutische Massnahmen und für bessere Heilungserfolge.

Nun hilft allerdings selbst die präziseste und zuverlässigste Diagnose nicht wirklich weiter, wenn bezüglich des sich daraus ergebenden Handlungsbedarfs wie auch des einzuschlagenden therapeutischen Wegs Ratlosigkeit herrscht. Hier wollte es der Zufall, dass innerhalb der Arbeitsgemeinschaft Innovationscontainer weitere Teams am Werk waren, deren Erkenntnisse und Entwicklungsarbeiten eine perfekte Ergänzung zur neurovegetativen Regulationsdiagnostik abgeben. Insgesamt handelt es sich um **fünf Massnahmen zu Stressvermeidung und Stressabbau.** Konkret:

• Massnahmen zur Elimination elektromagnetischer Felder.

• Massnahmen zur Abschirmung geopathischer Strahlungen.

• Respiratorische Modulation, eine auf die rhythmische Regulation des Vegetativums fokussierte Atemtechnik.

• Die Antistress-Gesichtsmassage und –Maske, eine auf das vegetative Nervensystem einwirkende Stimulations- und Abschirmungstechnik.

• Die Supplementation des Balance- und Regenerationshormons Melatonin

Die elektromagnetischen Felder können mit einem System von Gegenschwingungen neutralisiert werden. Dadurch lassen sich Räume oder ganze Liegenschaften – insbesondere jedoch Schlafräume, wo sich elektromagnetische Strahlung besonders stressfördernd auswirkt – gleichermassen „entstören". **Zugleich können geopathische Strahlungen**, die auf Wasseradern, Gesteinsbrüche, Erdverwerfungen sowie sog. Currynetze und Hartmanngitter zurückzuführen sind, **mittels neuartiger Isolationsnetze**

ferngehalten werden. Damit werden sowohl deren direkte negative Einwirkung auf den Organismus des Menschen wie auch die indirekte Wirkung über die Begünstigung der Bildung von Elektrosmog ausgeschaltet.

Bei der respiratorischen Modulation dagegen handelt es sich um eine **spezifische Atemtechnik, deren Rhythmus sich auf das vegetative Nervensystem überträgt** und dieses nach Stress-Situationen oder auch präventiv ins Gleichgewicht bringt. Diese Atemtechnik kann mit dem System für die neurovegetative Regulationsdiagnostik, welches die Wirkung dieser rhythmischen Atembewegungen in Echtzeit abbildet, erlernt werden. Das System wird zu diesem Zweck im Monitor-Modus betrieben.

Diese Methode – die von Schauspielern in ähnlicher und spontaner Form schon seit langem gegen das Lampenfieber genutzt wird – ist für die Fachwelt insofern neu und überraschend, als man bislang davon ausging, dass das vegetative Nervensystem – welches auch das "autonome Nervensystem" genannt wird – vom Menschen nicht direkt, sondern bloss indirekt beeinflusst werden kann; so insbesondere durch verhaltensmodifizierende Massnahmen und meditative Techniken. Nun zeigt jedoch die zu Monitoring-Zwecken im Echtzeit-Modus eingesetzte neurovegetative Regulationsdiagnostik, dass **auch spezifische, auf die Korrektur defizienter Regulation fokussierte Atmungstechniken die beiden Polaritäten des neurovegetativen Systems in die Balance bringen können**.

Bei der Antistress-Maske wiederum handelt es sich um eine textile Matte, welche übers Gesicht gelegt wird und dieses vollständig von potentiell störenden Fremdschwingungen abschirmt. Dadurch kann die zuvor angewendete Stressabbau-Massage – welcher ebenfalls die Gesichtsnerven unterzogen werden und mit deren Hilfe eine **direkte Einwirkung auf die Hirnströme und auf die Balance des Vegetativen Nervensystems** ermöglicht wird – nachwirken und die dabei erzielten Effekte konsolidiert werden.

Mit der Supplementation von Melatonin schliesslich können die spezifisch regenerativen und ausgleichenden Eigenschaften dieses Schlüsselhormons genutzt werden: Dies insbesondere bei Leuten über 40, bei denen die Eigenproduktion von Melatonin in der Zirbeldrüse stark nachlässt. **Denn Melatonin bringt sowohl das Stammhirn als Sitz des Vegetativums als auch den gesamten Hormonhaushalt des Menschen in eine bessere Balance.** Und auch die regenerativen Funktionen wirken sich letztlich stressmindernd aus.

Konkret bedeutet dies, dass unter persistierendem psychischem Druck stehende Personen vielfältige Möglichkeiten erhalten, Stress zu vermeiden bzw. zu kompensieren und sich damit vor Burnout und stressbedingten Krankheiten zu schützen. Und darüber hinaus die Chance, **durch Stress entstehende oder ausgelöste Krankheiten indirekt und gleichsam autotherapeutisch zu heilen.** Solche in der praktischen Medizin häufig als "Spontanremissionen" bezeichnete Heilungsprozesse sind sowohl auf die Ausschaltung von stressfördernden elektromagnetischen und geopathischen Feldern, auf die Wiedergewinnung des regenerativen Potenzials wie auch auf die **Deblockierung eines durch Stress faktisch immobilisierten Immunsystems** zurückzuführen.

Doch selbst wenn eine Krankheit bereits weit fortgeschritten ist und eine Spontanremission nicht zu erwarten steht, können die auf die Wiedergewinnung der neurovegetativen Balance gerichteten Massnahmen von grossem Nutzen sein. Denn **Stress kann nicht nur Krankheiten generieren und auslösen, sondern auch Patienten therapieresistent machen** – ein Phänomen, über das leider noch kaum gesprochen wird, welches aber ein wichtiger Aspekt bei der Beantwortung der Frage sein dürfte, weshalb ein und dasselbe Therapiekonzept beim einen Patienten Wirkung zeigt und beim anderen nicht.

Die Optimierung der neurovegetativen Regulation – Schlüssel zu höheren Therapieerfolgen und geringeren Gesundheitskosten

Die **Entdeckung der neurovegetativen Balance als Schlüsselventil für Stressaufbau und Stressabbau ist nicht nur für die Präventiv- und Sozialmedizin, sondern auch für die Gesundheitskosten von absolut zentraler Bedeutung**, wenn man sich vor Augen hält, dass rund 80 % aller gesundheitlichen Störungen und über 95 % aller Chronifizierungen direkt oder indirekt mit Stress zusammenhängen. Und mit der neuen Methode der neurovegetativen Regulationsdiagnostik steht erstmals ein diagnostisches System zur Verfügung, mit dessen Hilfe Stress nach wissenschaftlichen Kriterien analysiert werden kann.

Die Stress-Diagnose in Echtzeit und die damit gegebene Möglichkeit des Stress-Monitorings wiederum haben zur Entdeckung der dominanten Einflüsse geführt, welche von elektromagnetischen Feldern auf die Stressgenese ausgehen. Damit können zugleich die Wirkungsnachweise für die verschiedenen Antistress-Massnahmen erbracht werden – so namentlich für die Elimination von elektromagnetischen und geopathischen Feldern, für die respiratorische Modulation, für den Einsatz der Antistress-Gesichtsmassage und -Maske wie auch für die Supplementierung des Hormonstoffs Melatonin.

Somit steht dem Gesundheitswesen – soweit dessen Ziele darauf fokussiert sind, Gesunde vor Krankheiten zu bewahren und Kranke gesund zu pflegen – **ein äusserst potentes Arsenal und eine reelle Chance zur Verfügung, der medizinischen Grundversorgung bzw. den Patienten zu besseren Therapieerfolgen** und den Allgemeinpraktikern, den Internisten und den Physiotherapeuten mit atemtherapeutischer Grundausbildung zu höherer Bedeutung zu verhelfen und zugleich die immer mehr aus dem Ruder laufenden Gesundheitskosten deutlich zu senken.

Die positiven gesundheitsökonomischen Effekte fangen bereits auf der Stufe der Systemkosten an: Wird die Regulationsdiagnostik systematisch als initial- oder prädiagnostisches Instrument eingesetzt – was nicht zwingend auf der Stufe der ohnehin überlasteten Hausärzte geschehen muss, sondern durch medizinisch geschultes Personal auf Stufe Pflege mit entsprechender Spezialausbildung gewährleistet werden kann – so dürften sich die System-Nettokosten einschliesslich Diagnose und Beratung auf den Tarif einer einfachen Konsultation stellen. **Und mit der Schulung im Bereich der respiratorischen Modulation wird den Patienten ein Know-how von bleibendem Wert vermittelt, mit welchem sie sich vor Stress und Burnout schützen und ihre Selbstheilungskräfte stets auf einem hohem Niveau halten können.**

Unzweifelhaft werden von der neuen Methode auch ärztliche Grundversorger und Therapeuten ökonomischen Nutzen ziehen können: In einem zunehmend kompetitiveren Branchen-Umfeld und angesichts einer Kommunikationskultur, die immer stärker von interaktiven Prozessen übers Web und andere Kanäle sowie von persönlichen Empfehlungen bestimmt wird, sprechen sich Heilungserfolge rasch herum. Der Gedanke erscheint somit nicht abwegig, dass Therapeuten, die ihren Patienten eine umfassende Hilfestellung in den Bereichen der Stressdiagnose, der Stressprävention und des Stressabbaus bieten, entscheidend zu einer effizienteren gesundheitlichen Grundversorgung beitragen können.

Wenn es somit gelingt, die im Gesundheitswesen ganz allgemein vorherrschende Innovationsresistenz zu überwinden und die Methode auf breiter Basis zu implementieren, so dürfte hier ein echter, branchen- und systemkonformer Ansatz zu einem besser auf die Patienten fokussierten, effizienteren und zugleich ökonomischeren Gesundheitswesen liegen.

Die Bedeutung der Atmung für die Steuerung des vegetativen Nervensystems:

Emotionale Balance dank neurovegetativ-regulatorischer Modulation

In seiner Polyvagal-Theorie, die sich mit dem Wesen, der anthropologischen Entwicklung und der Beeinflussung des vegetativen Nervensystems beschäftigt, **misst der amerikanische Forscher Prof. Dr. Stephen Porges der Atmung eine Schlüsselrolle zu.** Insbesondere bezeichnet er die Atmung als „untrüglichen Indikator für den inneren Zustand" des Menschen. Im Rahmen unzähliger Beobachtungen an Kleinkindern und an Erwachsenen stellte er fest, dass **mit der Beschleunigung der Atmung stets eine erhöhte Aktivität des Herzens einhergeht,** während umgekehrt die mentale Stabilität und das Sozialverhalten negativ beeinflusst werden. Dies in dem Sinne, dass die Betroffenen kurzfristig zu eigentlichen Nervensägen mutieren konnten.

Mit anderen Worten: **Rasches Atmen ist mit einer Aktivierung des Sympathicus und der Tendenz zu Stress assoziiert.** Wenn also der Mensch ohne körperliche Anstrengung hektisch zu atmen beginnt – man spricht in diesen Fällen auch von „hyperventilieren" – so ist dies ein Zeichen für starke Anspannung und ein Vorbote dafür, dass er sich in einem erhöhten Zustand der Erregung befindet und dabei rasch seine Contenance verlieren könnte.

Umgekehrt ist die **Atmung laut Porges aber auch das „einfachste und genialste Tor zur Rückregulierung des entgleisenden oder entgleisten Nervensystems". Die entsprechende Atemtechnik lässt sich erlernen und trainieren.** Am Effizientesten vollzieht sich dieser Lernvorgang unter Nutzung des neuartigen Systems für die neurovegetative Regulationsdiagnostik. Wird diese im Monitoring-Modus eingesetzt, können die Probanden die Wirkung ihrer Atmung am Bildschirm beobachten und den Rhythmus entsprechend modulieren.

Die Sache geht aber noch bedeutend weiter, ist doch pathogener Stress nicht die einzige – wenn auch die häufigste – Fehlfunktion des neurovegetativen Systems: **Auch Depressionen, Epilepsie, Autismus und Schizophrenie zählen letztlich dazu, und sie alle sind gekennzeichnet durch rasche und flache Atmungsmuster,** welche anzeigen, dass auch der Herzrhythmus permanent vom Sympathicus gesteuert wird und nicht zur Ruhe kommt.

Es bestehen also beste Aussichten, mit einer atemtherapeutischen Schulung, die die Teilnehmer zu regelmässigen autotherapeutischen Aktivitäten befähigt, nicht nur Stress-Situationen gut bewältigen zu können, sondern auch **bei den vorgenannten gesundheitlichen Störungen Selbsthilfe oder zumindest eine effiziente Therapieunterstützung leisten zu können.**

Nicht bloss ein natürliches Schlafmittel, sondern ein „Hormon der Hormone":

Was ist und was bewirkt Melatonin?

Der in Europa vor allem als „Schlafhormon" bekannte natürliche Stoff Melatonin erfüllt im menschlichen Körper die Aufgabe, periodisch eine regenerative Ruhephase einzuleiten, zu unterstützen und zu steuern. Darüber hinaus bewirkt jedoch das von der Zirbeldrüse gebildete Hormon noch viel mehr – nämlich die Steuerung der somatischen Prozesse des Alterns, die Ausbalancierung und Reorganisation des hormonellen Systems, die Prävention von Krankheiten sowie die Förderung oder Reaktivierung von Potenz und Libido. Diese in der Alten Welt noch wenig bekannten Eigenschaften und Wirkungsbereiche von Melatonin machen den Stoff zum "Hormon der Hormone" und zu einem Lebenselixier par excellence. Allerdings kann Melatonin seine Wirkung nur in dunklen bzw. abgedunkelten Räumen und nur unter der Bedingung voll entfalten, dass es nicht durch elektromagnetische Strahlung beeinträchtigt oder gar blockiert wird.

In Europa wurde der Hormonstoff Melatonin **vor allem dank seiner schlaffördernden Eigenschaften** bekannt: Geschäftsleute, die häufig auf Interkontinentalflügen unterwegs waren, erkannten, dass sie mit der in den USA frei erhältlichen Substanz den gefürchteten Jetlag – die sich nach dem Überfliegen der Zeitzonen für mehrere Tage einstellende Müdigkeit – praktisch ausschalten konnten. Effektiv **hat Melatonin die Fähigkeit, die Körperorgane in eine Ruhephase zu versetzen** und so deren Erholung und Regeneration für den folgenden Tag zu gewährleisten.

Produziert wird Melatonin von der Zirbeldrüse – fachsprachlich Epiphyse genannt –, einem kleinen, unscheinbaren Gewebeknäuel, der sich gleichsam im Zentrum des Kopfes, zwischen Hypothalamus und Kleinhirn befindet. **Gesteuert wird die Melatoninproduktion über den mit der Netzhaut des Auges verbundenen Sehnerv**: Meldet dieser einbrechende Dunkelheit, so beginnt die Zirbeldrüse mit der Produktion des Hormons, dringt dagegen Licht ins Auge, so stellt sie diese Produktion wieder ein. Deshalb weist der Organismus während den in völliger Dunkelheit verbrachten Schlafphasen in der Regel einen hohen Melatoninpegel auf, der sich in der Wachphase rasch wieder abbaut.

Dies brachte denn auch einige Wissenschaftler, die diesem Sachverhalt auf die Spur kamen, dazu, Melatonin als "Schlafhormon" zu bezeichnen. Die namentlich bei älteren Leuten verbreitete Mühe mit dem Ein- und Durchschlafen lieferte dafür ein entscheidendes Indiz: Tatsächlich **lässt die Produktivität der Zirbeldrüse im Alter stark nach** und erreicht schliesslich nur noch einen Bruchteil des in jungen Jahren bestehenden Produktionsvolumens. Abnehmende physische Widerstandskraft und Regenerationsfähigkeit und sich verringernde Resilienz wiederum sind gleichbedeutend mit einem fortschreitenden Alterungsprozess und einer sich zurückbildenden Lebenskraft.

Eine polyvalente Regulierungssubstanz mit nicht weniger als fünf Hauptfunktionen.

Allerdings erklärt dies noch nicht, weshalb auch junge Leute nach der Absolvierung von Interkontinentalflügen unter den Jetlags leiden und diese Beeinträchtigungen mit Hilfe von Melatonin-Supplementen praktisch beseitigen können. Anfänglich ging man davon aus, dass ein Plus an Melatonin die Regeneration fördert und dadurch einer raschen Erholung Vorschub leistet. Experimente förderten jedoch einen ganz anderen Sachverhalt zutage: Das von der Zirbeldrüse produzierte Melatonin ist nicht einfach ein Schlafhormon, sondern vielmehr **eine Art polyvalente Regulierungssubstanz, die die "innere**

Uhr" neu einstellt. Und ausserdem dafür sorgt, dass auch **der gesamte Hormonhaushalt des Menschen wieder ins Gleichgewicht kommt.**

Sowohl die innere Uhr wie auch die **Balance zwischen Schlaf- und Wachphasen** und Teile des Hormonhaushalts werden beim Überfliegen der "grossen" Zeitzonen durcheinander gebracht. Melatonin hilft, diese zentralen Teile des "Betriebssystems" des menschlichen Körpers zu regenerieren und neu einzustellen. Dies ist auch der Grund dafür, weshalb Melatonin-Präparate auch in amerikanischen Passagierflugzeugen auf Interkontinentalflügen angeboten werden – gleichsam als "service après vente" für die Fluggäste.

Melatonin ist demzufolge nicht eine hormonale Substanz von vielen, sondern ein Stoff, der für den Körper entscheidende regulierende und regenerative Eigenschaften besitzt. Ausserdem ist Melatonin nicht einfach jenes "Schlafhormon", als das es – wie Spontanumfragen ergeben – noch immer mehrheitlich betrachtet wird. Sondern es ist eine Schlüsselsubstanz, ohne die der Körper wohl nicht sehr lange überleben kann. So haben **Experimente mit Mäusen, welchen die Zirbeldrüse entfernt wurde, gezeigt, dass deren Lebenserwartung ohne Melatonin dramatisch sank.** Umgekehrt hat man bei Kindern, die an einer so genannten "Progerie" – d.h. einer rasch voranschreitenden Vergreisung – leiden, ein nahezu vollständiges Melatonin-Defizit festgestellt.

Nach dem heutigen Wissensstand **entfaltet Melatonin im menschlichen Körper nicht weniger als fünf Hauptaufgaben und -effekte.** Diese sind zum Teil noch wenig erforscht, doch besteht Grund zur Annahme, dass diese nicht nur in ihren jeweiligen Einzelwirkungen, sondern vor allem auch in ihrem Zusammenspiel und in ihrer Vernetzung absolut lebenswichtige Aufgaben erfüllen. Im Einzelnen handelt es sich bei diesen Wirkungsbereichen um die Steuerung der Altersprozesse, die Steuerung von Schlaf und Regeneration, die

Ausbalancierung und Reorganisation des hormonellen Systems, die Prävention von Krankheiten sowie die Förderung von Potenz und Libido.

Die Steuerung der Altersprozesse

Mit ihrem inzwischen berühmt gewordenen Mäuse-Experiment (welches im Beitrag "Ein sensationelles Experiment des Altersforschers Dr. William Regelson" im Detail beschrieben wird) fanden die beiden Forscher Walter Pierpaoli und William Regelson heraus, dass die **"Lebensuhr" nicht in der Hirnanhangdrüse (fachsprachlich Hypophyse) sitzt**, wie dies lange Zeit angenommen wurde, **sondern in der Zirbeldrüse**. Allerdings können die durch diese Experimente entdeckten beiden Gleichungen

- Optimale Zirbeldrüsen-Funktion und hoher Melatonin-Ausstoss = hohe Lebenserwartung

- Defiziente oder alte Zirbeldrüse mit geringer Melatonin-Produktion = reduzierte (restliche) Lebenserwartung

nicht dahingehend interpretiert werden, dass Melatonin ein "Jugendhormon" sei, welches den Altersprozess auf geheimnisvolle Weise verzögert. Vielmehr sind die Vorgänge um einiges komplexer: Sie setzen sich nach bisherigen Erkenntnissen **aus drei verschiedenen Wirkungsansätzen** zusammen – nämlich:

Die **allgemeine Regeneration der Zellen und Organe** bewirkt, dass sich diese erholen und stärken können. Dadurch bleiben sie lange gesund und widerstandsfähig, was sich in der Summe der Effekte lebensverlängernd auswirkt. Ein anderer Wirkungsansatz ist die **Erneuerung des Gewebes durch Zellteilung**. Diese kann nur in einer bestimmten Schlafphase eingeleitet werden. Bei gestörtem Schlaf und schlechter Schlafqualität findet diese Teilung nicht oder nicht im erforderlichen Umfang und im richtigen Rhythmus statt. Dadurch reduzieren sich die Lebenserwartungen der betroffenen Organe und – – wenn diese lebenswichtige Funktionen erfüllen – des ganzen Organismus'.

Wie rasch Gewebe und Organe altern, hängt aber in wesentlichem Masse auch von der hormonellen Steuerung ab. Melatonin hat die Eigenschaft, das **Zusammenspiel der Hormone zu optimieren** und Ungleichgewichte im Hormonhaushalt auszugleichen. Generell gilt: Je harmonischer die einzelnen Funktionen ablaufen, desto weniger kommt es zu Überbeanspruchungen, die das System schädigen können. Dabei verhält es sich ähnlich wie bei einem Automotor: Je ausgeglichener der Wagen gefahren wird, desto höher ist dessen Lebenserwartung.

Die Steuerung der Schlaf- und Regenerationsprozesse

Melatonin signalisiert dem Körper und seinen Organen, dass sie sich "zur Ruhe begeben" sollen. Will heissen: In eine niedrigere Frequenz schalten, in welchem die Prozesse langsamer ablaufen und die körperlichen Funktionseinheiten wie auch deren einzelne Komponenten sich erholen können. Auch hier bietet sich ein Vergleich mit technischen Systemen an: **Wenn diese dauernd auf höchsten Tourenzahlen laufen, so werden sie früher oder später ermüden und einen Teil ihres Leistungsvermögens einbüssen.** Ausserdem ist die Abnützung deutlich grösser, was sich negativ auf die Lebensdauer auswirkt. Gibt man ihnen jedoch Gelegenheit zu langsameren Phasen und bietet man zugleich einen harmonischen Rhythmus zwischen höheren und tieferen Beanspruchungen, so ist die Gesamtleistung zweifellos besser und die Lebensdauer länger.

Eine weitere Parallele zeigt sich bei Menschen, die dauernd schwere Arbeit leisten: Wegen der laufenden physischen Überbeanspruchung ist der Verschleiss sehr gross, was dazu führt, dass in diesen Berufen die Invaliditätsrate hoch ist und die meisten ihrer Akteure vorzeitig in Rente gehen. Dasselbe gilt für den geistigen Bereich: Hier führen häufige oder dauernde Überbeanspruchungen – in diesem Falle spricht man eher von "Überforderungen" – dazu, dass die Betroffenen nach und nach in eine Depression rutschen oder von einem Burnout-Syndrom ereilt werden.

Deshalb sind im Zusammenhang mit dem Schlaf zwei Aspekte für die Befindlichkeit, die Widerstandsfähigkeit, die Spannkraft und die Lebenserwartung der Menschen essentiell: Die **Ruhephase und der Rhythmus der Schlaf- und Wachzustände**. Verläuft die nächtliche Ruhephase harmonisch und ungestört, so vermittelt sie dem Menschen eine optimale Regeneration seiner Hirnzellen und seiner übrigen Körperorgane – und er erwacht am Morgen frisch gestärkt. Zugleich sorgt ein rhythmisches Gleichgewicht von Ruhe- und Aktivitätsphasen für die Vertiefung und Nachhaltigkeit der regenerativen Effekte.

Die Unterstützung von Stimmungsausgleich und Stressbewältigung

Die Fähigkeit des Melatonins, den Hormonhaushalt des Körpers zu regulieren und zu harmonisieren, kann auch einen sehr wesentlichen **Beitrag zur Vermeidung von Stimmungsschwankungen und zu einer positiveren subjektiven Befindlichkeit leisten**. Denn sowohl Stimmungsschwankungen wie auch die negativ wahrgenommenen Gefühle der Niedergeschlagenheit, der Unlust, der Antriebslosigkeit und auch der diffusen Beschwerden haben in der Regel mit einem unausgeglichenen Hormonhaushalt und Dissonanzen im hormonellen Steuerungssystem zu tun.

Eine andere Störung, die die Lebensqualität des Menschen schwer beeinträchtigen kann, ist Stress. Dieser kommt in der Regel durch einen psychischen Druck und/oder eine geistige Überforderung zustande, welchen sich die Betroffenen ausgesetzt sehen und gegen die sie sich nicht oder nicht in ausreichendem Masse zur Wehr setzen können. Stress hat nicht nur negative Auswirkungen auf Psyche und Körper – hier vor allem auf das Herz/Kreislauf-System –, sondern er provoziert durch das Gefühl der Hilflosigkeit weiteren Stress.

Melatonin wirkt in solchen Stress-Situationen – sofern diese nicht von elektromagnetischen Störeinflüssen überlagert werden – ausgleichend. Dies einerseits dadurch, dass es **dämpfend auf die durch das Gefühl der Überforderung aktivierten Hormone einwirkt**, andererseits durch die Unterstützung der natürlichen Antistress-Funktionen des Parasympathicus, d.h. jenem Teil des vegetativen Nervensystems, dem die Aufgabe zufällt , in Ruhephasen die regenerativen Prozesse des Organismus zu steuern. Zugleich mobilisiert Melatonin direkt die psychoregenerativen Kräfte des Individuums.

Die Mobilisierung der psychoregenerativen Kräfte ist deshalb von grosser Bedeutung, weil Stress die Tendenz hat, sich auch auf den zwischenmenschlichen Bereich negativ und irritierend auszuwirken. Dadurch werden die Belastungen für die Beteiligten zunächst weiter gesteigert, statt dass ihnen ein Ventil zum Spannungsabbau geboten wird. Gute Beziehungen können so aufs Spiel gesetzt und eine Abwärtsspirale eingeleitet werden, aus der sich manche ohne fremde Hilfe nicht mehr zu lösen vermögen. Eine auf die bessere Bewältigung von Stress-Situationen gerichtete Melatonin-Supplementation vermag hier **nicht nur ein höheres Mass an gesundheitlicher Sicherheit, sondern auch an Lebensqualität zu schaffen.**

Die Prävention von Krankheiten

Die regulierenden Wirkungen, die der "Super-Hormonstoff" Melatonin auf den körperlichen Hormonhaushalt ausübt, wie auch dessen regenerative Effekte durch die Förderung eines erholsamen Schlafs haben insgesamt sehr starke gesundheitsfördernde Auswirklungen. Neben diesen indirekten hat Melatonin aber auch **direkte positive Einflüsse, die der Prävention von Befindlichkeitsstörungen und Krankheiten dienen.** Es sind dies insbesondere die Förderung des Immunsystems und des Metabolismus wie auch gewisse dämpfende Einflüsse auf krebsfördernde Hormone.

Ein intaktes Immunsystem ist das A und das O jeder gesundheitlich orientierten Prävention. Denn das körpereigene Abwehrsystem kann nicht nur von aussen in den Körper eindringende Krankheitskeime ausschalten, sondern es verfügt auch über die Fähigkeit, bereits befallene Zellen, die die Krankheit zum Ausbruch bringen und /oder weiter tragen können, zu eliminieren. Umgekehrt können Funktionsstörungen des Immunsystems dazu führen, dass gesundes Körpergewebe angegriffen und zerstört wird. Man spricht in diesem Falle von "Autoimmunkrankheiten", welchen beispielsweise bestimmte Formen des arthritischen sowie des rheumatischen Formenkreises zuzurechnen sind.

Der Stoffwechsel wiederum sorgt dafür, dass alle Körperregionen in ausreichendem Masse mit Nähr- und Schutzstoffen versorgt werden können. Blockaden können dagegen auch bei guter Ernährung zu Versorgungsdefiziten führen. **Durch seine multiplen Wirkungsansätze wirkt Melatonin nicht nur positiv auf die Regulierung und Stimulierung des Immunsystems, sondern auch auf die Leistungsfähigkeit des metabolischen Systems ein.**

Im weiteren hat es sich herausgestellt, dass Melatonin **dämpfend auf Hormone einwirken kann, welche die Fähigkeit besitzen, sogenannt**

„schlafende" Krebszellen zu wecken** und bereits bestehende Krebsgeschwüre zu schnellerem Wachstum anzuregen. Auch diese spezifisch protektiven und therapieunterstützenden Wirkungen des Melatonins werden in der Krebsforschung dokumentiert. Darüber hinaus besteht Grund zur Annahme, dass solche Wirkungen auch bei anderen Krankheitsformen aktiviert werden können.

Die Stärkung von Potenz und Libido

Die Reizüberflutung unserer Tage wie auch neuzeitliche Arbeits- und Organisationsformen sowie weitere Aspekte des modernen Lebens haben es offenbar mit sich gebracht, dass Probleme mit Potenz und Libido nicht nur für alternde Männer zum Thema geworden sind. Ganz allgemein scheint heute **vielerorts die Musse zu fehlen, ein erfülltes Liebesleben zu führen.** Dazu kommt – so jedenfalls suggeriert es eine Flut von Spam-Mails im Internet – eine Fixierung auf Penislänge und Geschlechtsakt-Performance bei einem beträchtlichen Verlust an Erotik.

Sildenafil – besser bekannt unter der Marke **Viagra – ist zum Symbol geworden für eine Zeit, die den Stress vom Arbeitsplatz direkt auf den Liebesakt überträgt.** Die Oberflächlichkeit in den Beziehungen ist nicht nur eine Folge des modernen Lebensstils, der offenbar manche überfordert, sondern zugleich Ausgangspunkt für weitere individual- und sozialpsychologische Probleme. Dabei ist allerdings zwischen zwei Arten solcher Probleme zu unterscheiden. Nämlich solchen, welche jüngere Personen und jene mittleren Alters ereilen und solchen, die auf eine altersbedingte Dysfunktion zurückzuführen sind.

Im einen wie im anderen Fall **könnte Melatonin eine interessante Hilfestellung bieten.** Dies, weil der Stoff im Rahmen seiner Hormonhaushalt-

Harmonisierung wie auch durch seine Stress-abbauenden Eigenschaften Bedingungen schafft, die die somatischen und psychischen Blockaden mittelfristig zu mildern oder gar aufzuheben vermögen. Und die altersbedingten Potenzprobleme, die sich – wie verschiedene Indizien und Aussagen von Betroffenen anzeigen – durch Melatonin-Supplemente wenigstens teilweise kompensieren lassen, sind per se ein Hinweis dafür, dass **abnehmende Melatonin-Produktion und reduzierte erektile Leistungen in einem zumindest indirekten Zusammenhang stehen**. In dieser Funktion kommt übrigens als weitere Komponente auch der **"Jungbrunnen-Effekt"** des Melatonins zum Tragen. Siehe dazu auch den Beitrag "Wenn die tote Hose zum Problem wird:"

Elektrosmog und Melatonin vertragen sich nicht

Parallel zum Wirkungsspektrum des Parasympathicus erfüllt das in der Zirbeldrüse gebildete Schlüsselhormon Melatonin eine **Vielfalt von hormonellen Steuerungs- und Ausgleichs-Aufgaben**, die der körperlichen und psychischen Regeneration und damit auch dem Stressabbau dienen. Melatonin wird deshalb zu Unrecht bloss als „Schlafhormon" betrachtet, welches – wenn es dem Organismus als Supplement zugeführt wird – von Schlaflosigkeit betroffenen Menschen helfen kann, ihre Schlafqualität zu verbessern.

Allerdings kann sich Melatonin auf natürliche Art und Weise nur in ausreichendem Masse bilden, wenn der Mensch in der Ruhephase frei ist von Einflüssen negativer Schwingungen – insbesondere von **Elektrosmog, der den Sympathicus aktiviert und dadurch die Zirbeldrüse bei der Melatonin-Produktion hemmt**. Bisherige Experimente weisen darauf hin, dass Elektrosmog indirekt auch die Aufnahme von Melatonin hemmt, die dem Körper in der Form entsprechender Präparate von aussen zugeführt wird.

Was einerseits bedeutet, dass Elektrosmog sich durch seine hemmenden Wirkungen auf Melatoninbildung und -aufnahme nicht nur negativ auf den Stressabbau auswirkt, sondern **zugleich eine ganze Reihe von Funktionen einschränkt oder gar ausschaltet, die der Erhaltung der Gesundheit und einem langen Leben dienen**. Zugleich ist davon auszugehen, dass die Supplementation durch Melatonin-Präparate nur dann wirklich Sinn macht, wenn der schlafende Mensch nicht den Auswirkungen elektromagnetischer Strahlung ausgesetzt ist.

Ein sensationelles Experiment des Altersforschers Dr. William Regelson:

Befindet sich die Altersuhr des Menschen in der Zirbeldüse?

Ein Experiment des bekannten amerikanischen Hormon- und Altersforschers Dr. William Regelson mit genetisch reinen Mäusen hat faszinierende Korrelationen zwischen der Melatoninproduktion bzw. -verfügbarkeit und der Lebenserwartung aufgezeigt. Auch wenn die Resultate von Tierexperimenten nicht einfach auf den Menschen übertragen werden können, so lässt es sich angesichts der Eindeutigkeit der Ergebnisse doch vermuten, dass die Altersuhr auch beim Homo Sapiens in der Zirbeldrüse steckt und dass deren Produktion des Schlaf-, Regenerations- und Balance-Hormons Melatonin wesentlichen Einfluss auf die Lebenserwartung hat. Wobei es offenbar keine Rolle zu spielen scheint, ob das Melatonin aus der eigenen Zirbeldrüse stammt oder ob dem Organismus ein synthetisiertes, aber naturidentisches Melatonin-Produkt in der Form eines entsprechenden pharmazeutischen Präparats zugeführt wird.

Mit dem nachstehend beschriebenen Mäuse-Experiment hat der amerikanische Hormon- und Altersforscher Dr. William Regelson auf die potentielle Bedeutung der – im Alter stark nachlassenden – **Produktion des körpereigenen Hormonstoffs Melatonin für Vitalität im Alter und Lebenserwartung** hingewiesen. Aus dem Ergebnis der Studie ergibt sich der Rückschluss, dass eine ungestörte und nicht durch elektromagnetische Einwirkungen gehemmte Melatoninproduktion durch die Zirbeldrüse während der Nachtstunden Teil einer natürlichen Anti-Aging-Strategie bilden kann. Doch der Reihe nach:

Regelson, der zusammen mit seinem Berusfkollegen Walter Pierpaoli als eigentlicher Entdecker der Wirkungsweise des Melatonins gilt, stellte die These auf, wonach der in der Zirbeldrüse gebildete Hormonstoff Melatonin etwas mit der Lebenserwartung des Individuums zu tun haben müsse. Zur Verifizierung seiner Annahme verfiel auf die Idee, an Tieren ein entsprechendes Experiment durchzuführen, welches in Forscherkreisen weltweit Aufsehen erregen sollte: Zum Beweis seiner These, wonach die **Zirbeldrüse die eigentliche „Lebensuhr" darstelle**, nahm er an einer Reihe von Labormäusen Transplantationen von solchen Organen vor.

Labormäuse sind „genetisch rein", d.h. sie weisen identische biologische Eigenschaften auf. Dies hat für die Wissenschaft einerseits den Vorteil, dass Transplantationen nahezu problemlos durchgeführt werden können und nicht von den bei unterschiedlichen Individuen auftretenden Abstossungs-Erscheinungen begleitet sind. Und anderseits darf bei der Auswertung der Resultate davon ausgegangen werden, dass die Bedingungen für alle am Experiment beteiligten Tiere identisch waren, wodurch die **Aussagekraft eine hohe Authentizität erreicht.**

Bei seinem Mäuse-Experiment nun nahm der Forscher eine sogenannte **„Kreuztransplantation"** vor: Er implantierte die Zirbeldrüsen von 10 Mäusen, die zum Zeitpunkt der Operation 4 Monate alt waren, einer Gruppe von 10 anderen, damals 18 Monate alten Mäusen. Umgekehrt verpflanzte er die Zirbeldrüsen jener alten Mäuse in ihre jüngeren Artgenossen.

Als Vergleichsgruppe dienten weitere 30 Mäuse, an welchen **zur Schaffung identischer Bedingungen ein analoger chirurgischer Eingriff** – allerdings ohne entsprechende Transplantation – vorgenommen wurde. Die mikrochirurgischen Operationen wurden allesamt unter Bedingungen durchgeführt, welche den aktuellen Vorstellungen und Richtlinien eines erweiterten Tierschutzes entsprechen.

Alle Tiere erholten sich von den Eingriffen prächtig und wurden danach unter den absolut gleichen Bedingungen gepflegt wie vorher. Der weitere Verlauf des Experiments förderte ein zwar erwartetes, in seinem Ausmass aber dennoch erstaunliches Ergebnis zutage:

- **Die Mäuse, an welchen keine Transplantationen vorgenommen wurden, erreichten ein Durchschnittsalter von 720 Tagen bzw. 2 Jahren – was bei diesen Tieren einer normalen Lebenserwartung entspricht.**

- **Die jungen Mäuse, welche im Alter von 120 Tagen die Zirbeldrüsen ihrer älteren Artgenossen erhalten hatten, wurden dagegen im Schnitt lediglich 510 Tage alt.**

- **Dagegen erreichten die älteren Mäuse, die im Alter von 540 Tagen die Zirbeldrüsen der jüngeren, damals 120 Tage alten Mäuse erhalten hatten, ein Durchschnittsalter von nicht weniger als 1'020 Tagen.**

Bei der Interpretation dieser Resultate muss man sich bewusst sein, dass die Ergebnisse von Experimenten mit Labormäusen nicht tel quel auf den Menschen übertragen werden können. In der Tendenz ihrer Grundaussage aber bestätigen sie, dass der Zirbeldüse ganz allgemein eine sehr wichtige, **möglicherweise gar die entscheidende Funktion bei der Steuerung der Altersprozesse** zukommt.

Eine gleichwertige Bedeutung kommt einem weiteren Experiment zu, welches Regelson ebenfalls mit genetisch reinen Labormäusen durchführte. Für dessen Realisierung wählte er 19 Monate alte, gesunde Labormäuse, die im Durchschnitt etwa 24 Monate alt werden. Das Alter dieser Tiere entsprach somit jenem Alter, in welchem der Mensch von der Erwerbstätigkeit in den Ruhestand übertritt. Regelson teilte die Versuchstiere in zwei Gruppen ein, welche beide normal ernährt wurden, deren zweite jedoch an Stelle von gewöhnlichem Leitungswasser **ein mit Melatonin angereichertes Wasser erhielt**. Während sich bei den Mäusen der ersten Gruppe nach und nach die üblichen Alterserscheinungen einzustellen begannen, **gewannen jene der zweiten Gruppe laufend an Lebenskraft und Energie.**

Regelson beschrieb das so: "Die mit Melatonin behandelten Mäuse führten sich wie ihre eigenen Enkel auf. Ihr Fell war noch dichter geworden und glänzte, ihre Augen waren klar und frei von grauem Star, ihre Verdauung hatte sich verbessert und sie behielten ihre Kraft und ihren Muskeltonus bei. **Die Kraft und Energie, mit der sie in ihrem Käfig umherrannten, glichen der von halb so alten Mäusen.**"

Zugleich **lebten die mit Melatonin behandelten Mäuse viel länger als ihre unbehandelten Artgenossen.** Starben jene im Alter von 24 bis 25 Monaten, lebten die "Melatonin-Mäuse" noch 6 Monate länger als diese, was einer zusätzlichen menschlichen Lebenszeit von 25 Jahren entspricht. Dabei wirkten sie jedoch - wiederum im Gegensatz zu jenen der anderen Gruppe - **nicht gebrechlich, sondern gesund und vital.** Und die Todesursachen? Lassen wir zu diesem Punkt wieder Dr. Regelson sprechen:

"Als ich die Mäuse untersuchte, um ihre Todesursachen zu ermitteln, stellte ich fest, dass die meisten unbehandelten Mäuse, wie bei ihrer Rasse zu erwarten, an Krebs gestorben waren. **Die mit Melatonin behandelten Mäuse waren zu meiner grossen Überraschung während ihres verlängerten Lebens frei von Krankheit geblieben.** Ihre Organe waren geschrumpft, was typisch für ihr Alter war, doch sie litten nicht und starben nicht an Krebs."

Auch hier ist der Vorbehalt anzubringen, dass die Ergebnisse von Tierversuchen nicht linear auf den Menschen übertragen werden können. Die Indizien aber – und ebenso die Schlussfolgerungen, die sich daraus ziehen lassen – sind untrüglich: Die Resultate weisen klar auf einen **regenerativen Effekt hin, den das Melatonin auf die Körperzellen ausübt.** Offensichtlich vermag Melatonin nicht nur die Hirnzellen, sondern auch die übrigen

Körperzellen wiederherzustellen und für eine gründliche Erholung zu konditionieren.

Ausserdem lieferte das Experiment den Beweis dafür, dass pharmazeutisch gewonnenes **Melatonin, wie es den Forschern für ihre Versuche zur Verfügung stand, vom Organismus aufgenommen und verarbeitet werden kann** – eine Erkenntnis, die von Kritikern von Melatonin-Supplementationen zum Teil noch heute und zu Unrecht angezweifelt wird.

Melatonin erweist sich somit in Funktion und Wirkung als **Pendant zum Parasympathicus, der ebenfalls der Regeneration der Zellen und Organe dient**. Interessanterweise werden beide Funktionen durch elektromagnetische Felder beeinträchtigt – wobei einschränkend festzustellen ist, dass die Melatoninproduktion über das Auge gesteuert wird und nur bei Dunkelheit erfolgt. Was bedeutet, dass Schlafräume nicht nur frei von elektromagnetischen Strahlungen sondern zudem abgedunkelt sein müssen, wenn von den äusseren Bedingungen her eine optimale Schlafqualität erreicht werden soll. Und umgekehrt weisen Indizien darauf hin, dass synthetisches Melatonin vom menschlichen Körper nur richtig aufgenommen werden kann, wenn dieser nicht elektromagnetischen Feldern ausgesetzt ist.

Wenn das Sandmännchen nicht kommt…

Stressabbau und Melatonin helfen bei Schlafstörungen

Aufgrund bisheriger, allerdings noch nicht konsolidierter Erkenntnisse ist davon auszugehen, dass nicht nur die über das vegetative Nervensystem und den Hormonstoff Melatonin gesteuerten regenerativen Funktionen durch Elektrosmog teilweise oder ganz blockiert werden, sondern **dass auch das Grosshirn nicht zur richtigen Schlafqualität kommt, wenn Elektrosmog und geopathische Einflüsse um sich greifen.**

Ein deutliches Indiz zu dieser These liefern Untersuchungen über die sogenannte „Insomnie". Unter diesem Begriff werden die häufig auftretenden Ein- und Durchschlafstörungen zusammengefasst. Hier hat man neuerdings herausgefunden, **dass die Betroffenen zwar in vielen Fällen schlafen, dass anderseits aber bestimmte Hirnregionen aktiviert bleiben.** Weiter zeigte es sich, dass die von diesen Problemen geplagten Patientinnen und Patienten nicht vollständig abschalten können, sondern von ihren Belastungen und Sorgen bis in den Schlaf hinein verfolgt werden.

Das Problem schien zunächst darin zu liegen, dass die sogenannte ARAS-Funktion, welche den Schlaf-Wach-Rhythmus steuert, nicht richtig funktioniert. Im weiteren Verlauf der Untersuchungen wurde jedoch festgestellt, dass sich die Probleme lediglich auf bestimmte Hirnregionen bezogen, die voll aktiviert blieben. Was einen der Untersuchungsleiter zur Bemerkung veranlasste, dass sich offensichtlich **einzelne Hirnareale schlicht weigerten, in einen Ruhe- bzw. regenerativen Modus hinüberzuwechseln.**

Das weist doch sehr darauf hin, dass die entsprechenden Regionen aufgrund einer elektromagnetischen Einwirkung selektiv aktiviert blieben. Was konkret bedeuten kann, dass nicht nur das Stammhirn von elektromagnetischen

Strahlungen negativ tangiert wird – und zwar in dem Sinne, dass der Sympathicus zulasten des Parasympathicus aktiviert bleibt, sondern **dass auch einzelne Areale des Grosshirns während der Schlafphasen aktiviert bleiben, wenn die ihnen zugeordneten Hirnaktivitäten einen weiteren starken Verarbeitungsbedarf zeigen.**

Es könnte somit lohnend sein, auch die Schlafforschung auf die Wirkung elektromagnetischer und geopathischer Strahlungen auszudehnen. Was umso sinnvoller erscheint, als man beispielsweise aus neueren **Untersuchungen über die Wirkung von Handystrahlungen weiss, dass das Grosshirn von diesen durchaus tangiert wird.** Wenn auch bislang in den meisten Fällen keine direkten Schädigungen nachgewiesen werden konnten, so könnte es doch sein, dass entsprechende Auswirkungen sich in der Form einer Über-Aktivierung manifestieren, die die Gesundheit und die Resilienz – d.h. die mentale Stabilität – der Betroffenen indirekt beeinträchtigen kann.

Wenn die tote Hose zum Problem wird:

Stressabbau und Melatonin können auch Potenz und Libido auf die Sprünge helfen

Stress ist der Feind aller amourösen Aktivitäten, die zumeist nicht nur eine psychische, sondern – beim Mann über den Weg einer bestimmten Muskel-Relaxation – auch eine physische Entspannung voraussetzen. Versuche mit Melatonin-Supplementationen nach vorgängiger Elimination äusserer Stress-Faktoren – wie sie auf elektromagnetische Einflüsse zurückzuführen sein können – haben gezeigt, dass sich mit diesem Hormonstoff eine Alternative zu chemisch-pharmazeutischen Potenzmitteln auftun könnte. Und dies ohne Prostata-Risiko, wie es sich beispielsweise bei der Supplementierung von Testosteron einstellen kann.

Die Herstellung einer Verbindung zwischen Melatonin und Sex mag auf den ersten Blick etwas befremden. Dies umso mehr, als hinreichend bekannt sein dürfte, dass Schläfrigkeit und Schlaf die Feinde des Beischlafs sind. Umso erstaunlicher deshalb, was die beiden Pioniere der Melatonin-Forschung, Walter Pierpaoli und William Regelson, in diesem Zusammenhang herausgefunden haben – nämlich: **Dass Melatonin die Eigenschaft besitzt, im Rahmen der Regulierung des Hormonhaushalts auch den Status der Sexualhormone günstig zu beeinflussen.** Konkret: Unter dem Einfluss eines hohen Melatonin-Spiegels entwickeln sich Libido und Potenz in positivem Sinne, während sich umgekehrt lust- und potenzhemmende Faktoren wie Stress und Versagensangst zurückbilden.

Die ersten Indizien für eine enge Verbindung zwischen Melatonin und Sexualleben erhielten die beiden Forscher durch ein **Experiment mit älteren Mäusen**: Reicherten Sie das Trinkwasser der Versuchstiere mit Melatonin an, so zeigten die Eierstöcke der weiblichen Tiere nicht die üblicherweise mit dem fortschreitenden Altersprozess einhergehende Schrumpfungstendenz. Vielmehr blieben diese auch im Alter von 2 Jahren (was über 70 Jahren bei der Spezies Mensch entspricht) in voller Grösse erhalten und voll funktionsfähig. Parallel dazu wiesen auch die Hoden der männlichen Tiere im gleichen Alter keine Zeichen einer Schrumpfung auf. Zugleich blieben **sowohl die männlichen wie auch die weiblichen Tiere sexuell aktiv.**

In diesem Zusammenhang ist es wichtig zu wissen, dass auch beim Menschen nicht nur die Entwicklung der Sexualorgane, sondern auch die Libido und die Potenz einer hormonellen Steuerung unterliegen – wobei der Rhythmus offensichtlich eine wichtige Rolle spielt. **Wird der Hormonspiegel nachts dank der Melatoninproduktion oder -zufuhr ausgeglichen und zugleich auf ein jugendliches Niveau gebracht, so beeinflusst dies auch die erotische Komponente der menschlichen Aktivitäten nachhaltig.** Dies vor allem im Alter, wenn der Körper etwas träger funktioniert, der Hormonspiegel kontinuierlich sinkt und hemmende Faktoren wie gesundheitliche Beschwerden immer schlechter kompensiert werden können.

Und noch eine wesentliche Entdeckung machten Pierpaoli und andere Altersforscher: Das Nachlassen des sexuellen Drangs im Alter verläuft parallel zum Melatoninspiegel der Betroffenen. **Sexuell aktive Senioren weisen denn auch einen hohen Melatoninspiegel auf**, während jene, aus deren Leben sich die Libido bereits weitgehend verabschiedet hat, nur noch geringe Melatoninwerte erreichen.

Wie verhält es sich nun aber mit der Prostata? Aus der verbreiteten Behandlung alternder Männer mit dem Sexualhormon Testosteron zur Erhaltung oder zur Wiedererlangung ihres sexuellen Verlangens ist bekannt, dass die erwünschten Wirkungen dieser Massnahme mit einem erhöhten Prostatakrebs-Risiko erkauft werden müssen. Um nun herauszufinden, ob die

Aufnahme zusätzlichen Melatonins mit einem ähnlichen Risiko verbunden sein könnte, entfernte Pierpaoli bei männlichen Mäusen die Zirbeldrüse – einerseits mit dem erwarteten Resultat, dass die Melatoninproduktion ausblieb, anderseits mit dem eher überraschenden Ergebnis, dass die Prostata der Versuchstiere in der Folge stark anschwoll. **Als diesen Tieren mit dem Trinkwasser Melatonin verabreicht wurde, bildete sich deren Prostata wieder auf die ursprüngliche Grösse zurück.**

Ein anderer Aspekt, der sich bei Betrachtungen über Potenz und Libido aufdrängt, ist die **Frage der erektilen Dysfunktion.** Dabei handelt es sich um die zumeist altersbedingte Muskelentspannung in den Schwellkörpern, die einer raschen und starken Versteifung des Glieds im Wege steht. Die Mittel der Wahl zur Lösung dieser Blockaden sind Sildenafil (Viagra) und verwandte Präparate. Diese sind allerdings – wie die meisten selektiv wirkenden Medikamente – mit gewissen Nebenwirkungen behaftet. Die Frage stellt sich deshalb, **ob Melatonin einen Ersatz darstellen könnte.**

Auch darüber gibt es noch kaum wissenschaftliche Untersuchungen, doch sind gewisse Analogien nicht zu übersehen: Da ist einmal die Tatsache, dass ein höherer Melatoninspiegel gewisse altersbedingte Entwicklungen verlangsamt oder gar rückgängig macht. Danach **müsste sich Melatonin bei längerer Einnahme auch positiv auf die Fähigkeit zur Muskel-Relaxation in den Schwellkörpern auswirken.** Dazu kommt, dass eine höhere Reagibilität des hormonellen Systems auch Einfluss auf entsprechende Vorgänge im sexuellen Bereich haben dürfte, zumal Melatonin ja auch die männlichen und die weiblichen Sexualhormone steuert.

Zu bedenken ist im weiteren, dass **bei Potenzproblemen die Blockade häufig im Hirn sitzt** und dass die – oft vorschnell diagnostizierte – erektile Dysfunktion möglicherweise gar in der Mehrzahl der Fälle nur eine von mindestens zwei Konditionen darstellt, die für das Ausleben der sexuellen Bedürfnisse erfüllt sein müssen. Mit Sildenafil kann jedoch nur die zweite, funktionale der beiden Komponenten beeinflusst werden – die sexuelle Stimulation muss nach wie vor von den Betroffenen selbst kommen.

Allerdings ist in diesem Zusammenhang zu beachten, dass der **Libido-Aufbau und der Stressabbau mittels Melatonin nur dann wirklich zum Tragen kommen, wenn die Betroffenen nicht starke Stress- Symptome zeigen, die auf elektromagnetische und geopathische Einflüsse zurückzuführen sind.** Denn diese können die Wirkung jeder Melatonin-Supplementation zunichte machen, und zwar sowohl im Bereich Libido wie auch in Bezug auf die Schlafqualität und den hormonellen Ausgleich. Demzufolge ist primär im Schlafzimmer Nachschau zu halten, ob hier auch tatsächlich alle elektromagnetischen und geopathischen Einflüsse ausgeschaltet sind.

Sind diese Hemmnisse beseitigt und dauert das Problem – allenfalls mittlerweile in milderer Form – weiter an, so ist als nächste Stufe ein **Versuch mit hoch dosiertem Melatonin** angesagt. Tatsächlich können auf Stress, Versagensängste und andere Faktoren zurückzuführende Potenzschwierigkeiten durch einen jugendlichen Melatoninspiegel beseitigt oder zumindest gemildert werden. Hinzu kommt, dass es für stimmungsvolle erotische Erlebnisse in der Regel zwei braucht. Bei der Frau jedoch hat sich Sildenafil als praktisch wirkungslos erwiesen, da hier die funktionalen Probleme ganz anders gelagert sind. **Im Bereich der Libido indessen wirkt Melatonin bei Mann und Frau gleichermassen.**

Es erscheint deshalb **sinnvoll, im Falle von Potenzproblemen ab dem 50. Lebensjahr primär eine allfällige, auf elektromagnetische Einflüsse zurückzuführende Stressbelastung und danach die Wirkungsoptionen von Melatonin zu prüfen.** Sollte es sich in der Folge erweisen, dass tatsächlich eine hochgradige erektile Dysfunktion vorliegt, die auch nach einer Neutralisierung der elektromagnetischen Strahlung und der Supplementation mit Melatonin keine ausreichende Besserung zeigt, so kann in einer dritten Stufe durchaus – und parallel zur Melatonin-Supplementation – eine Behandlung mit Sildenafil oder einem Alternativprodukt wie Vardenafil ins Auge gefasst werden – allerdings nur unter der Voraussetzung, dass aufgrund der kardiovaskulären Befindlichkeit keine übermässigen Risiken bestehen. Dieses Vorgehen bietet nicht nur den Vorteil eines niedrigeren Risikos, sondern auch geringerer Kosten.

Was hat Verdauung mit Stress zu tun?

Chronische Verstopfung als Folge oder Ursache von Stress

Chronische Verstopfungen gehen häufig mit Stress einher, welcher eine Fehlsteuerung oder gar eine partielle Blockade der Verdauungsprozesse provozieren kann. Die Wirkungsmechanismen können aber auch in umgekehrter Richtung funktionieren und dazu führen, dass chronische Verstopfungen die Stress-Symptome verstärken. Deshalb lohnt es sich, häufige oder zur Chronifizierung neigende Verdauungsbeschwerden stets auch unter dem Blickwinkel der Stress-Symptomatik zu betrachten. Wo auch immer der Verdacht auf einen entsprechenden Zusammenhang besteht, ist somit stets die Stress-Problematik prioritär zu behandeln.

Wenn die neurovegetative Regulation wieder ordnungsgemäss funktioniert und das Problem der chronischen Verstopfung weiter existiert, so sind für die Beurteilung der Situation und die anschliessende Wahl der Massnahmen die folgenden Informationen von Nutzen:
Der menschliche Darm benötigt grosse Mengen an Wasser, um die feste Nahrung, die wir zu uns nehmen, aufzulösen und zu verflüssigen. Denn nur auf diese Weise können die vom Körper benötigten Nährstoffe herausgewaschen und zum Übertritt in den Blutkreislauf bereitgestellt werden. Von da gelangen sie zur weiteren Verarbeitung in die Leber, während umgekehrt die nicht verwertbaren und die nicht verwerteten Nahrungsbestandteile verdichtet und für die spätere Ausscheidung vorbereitet werden.

Auch diese Abfallstoffe benötigen Wasser - einerseits als Gleitmittel, und anderseits, um ihre Verklumpung und Verhärtung zu vermeiden. Dennoch wird ihnen der grösste Teil des Wassers entzogen, da dieses zur

Nahrungsverflüssigung in den oberen Darmregionen gebraucht wird. Dieses **Wasser-Recycling erfolgt über die Schleimhäute der Darmwände**. Wenn nun dem Körper zu wenig Wasser zugeführt wird, ist dieser darauf angewiesen, möglichst viel Flüssigkeit aus den nicht verwerteten Nahrungsbestandteilen herauszupressen. Dies hat zur Folge, dass das Material länger im Darm verbleibt und dort immer stärker verdichtet und verhärtet wird.

Je weniger Wasser für diese letzte Phase der Darmpassage zur Verfügung steht, desto grösser wird somit die Gefahr einer Verstopfung und eines massiv erschwerten Stuhlgangs. Auf chronische Verstopfungen reagiert die Schulmedizin in der Regel mit Abführmitteln. Auch in der Selbstmedikation dominieren die Abführmittel, wenn Verstopfung und harter Stuhlgang angesagt sind. Dieser Weg ist jedoch grundfalsch, weil er die Probleme auf die Dauer eher verschärft statt sie zu lösen.

Die Sache ist umso ernster zu nehmen, als eine **chronische Verstopfung die Entstehung von Hämorrhoiden, Divertikeln und Polypen provoziert** oder zumindest begünstigt. Polypen wie auch Divertikulitis können - wenn das Problem weiter ansteht - nach und nach zu krebsigen Darmgeschwüren mutieren. Kompakter, harter Stuhl kann jedoch nicht nur eine mechanische Schädigung der Darmwände bewirken, sondern auch Säure und andere aggressive Stoffe entwickeln, die die Schleimhäute des Darms angreifen. Die Säure wiederum kann bestimmten, die Entwicklung von Krebsgeschwüren begünstigenden Bakterienarten als Orientierungshilfe dienen bei ihrem Ziel, die nicht sauren Darmwände aufzufinden und zu attackieren.

Wer diesem Teufelkreis chronischer Verstopfung und inadäquater medizinischer Abführ-Strategien entgehen will, dem bietet die Natur **zwei effiziente und erst noch sehr kostengünstige Mittel an: Wasser und Quellstoffe**. Durch die regelmässige, über den Tag verteilte Einnahme von insgesamt 2 Litern Wasser – vorzugsweise ein nach modernen Kriterien behandeltes und veredeltes Trinkwasser mit hoher Bioverfügbarkeit – wird vermieden, dass die Wasser-Rekuperatoren im Dickdarm allzu viel Wasser rezyklieren und für das Aufschliessen der festen Nahrung bereitstellen muss.

Und mit der Aufnahme von **Ballaststoffen wie Psyllium, Plantago ovata und Guarkernmehl,** die im Wasser auf ein Vielfaches ihres Volumens aufquellen und gel-artige Strukturen bilden, wird einer Verhärtung und Versäuerung der Darmausscheidungen vorgebeugt. Zugleich werden die Gleitfähigkeit der Ausscheidungen erhöht, die Darmperistaltik verbessert und es werden zum Teil erst noch Schadstoffe eingebunden und ausgeleitet, die dem Darm sonst gefährlich werden könnten.

In ihrem Zusammenwirken sorgen die beiden Substanzen somit dafür, dass sich **das Volumen des Darminhalts vergrössert, die Darmpassage beschleunigt** wird, die Darmbewegungen sich intensivieren und schliesslich der Stuhl eine weiche Konsistenz und gute Gleitfähigkeit erreicht, die einen problemlosen Stuhlgang begünstigen.

Wer noch mehr über seine Verdauung und seinen Darm erfahren möchte, dem sei **das Buch „Darm mit Charme" der jungen Wissenschaftlerin Giulia Enders** empfohlen, die die Ergebnisse ihrer Forschungsarbeiten zu diesem Thema in leicht fasslicher und zugleich unterhaltender Form dargelegt hat. Eine kleine Leseprobe möge hier als „Appetithäppchen" dienen – auf die Gefahr hin, dass dieser Begriff im Zusammenhang mit den Darmfunktionen zunächst etwas salopp erscheinen mag. Es geht ums saure Aufstossen:

„Auch der Magen kann stolpern. Seine glatte Muskulatur kann genauso Gehfehler haben wie die quergestreifte Muskulatur der Beine. Wenn dabei etwas wie Magensäure an Orte gelangt, die nicht dafür ausgestattet sind, brennt es. Beim sauren Aufstossen kommen Magensäure und

Verdauungsenzyme bis in den Rachen, bei Sodbrennen schaffen sei es nur bis an den Anfang der Speiseröhre und verursachen ein Brennen im Brustkorb.

Der Grund für Aufstossen ist auch nicht anders als beim Stolpern: Es sind die Nerven. Sie regulieren die Muskulatur. Wenn die Sehnerven eine Stufe nicht wahrnehmen, werden die Beinnerven falsch informiert und unsre Beine laufen, als ob es kein Hindernis gäbe. Wir stolpern. Wenn unsere Verdauungsnerven falsche Infos bekommen, halten sie die Magensäure nicht auf und lassen sie im Rückwärtsgang losfahren."

Und eine der wichtigsten Informationen steht gleich am Anfang des Buches: Nämlich über **die richtige Haltung bei der Darmentleerung. Tatsächlich wissen in unseren Breitengraden die wenigsten Menschen, dass dies nicht die Sitzhaltung ist, wie sie von den meisten Klobrillen vorgegeben wird, sondern die Hocke**. Nur in dieser Stellung öffnet sich der Schliessmuskel richtig zur optimalen Passage des Darminhalts. Mit dieser wichtigen Information im richtigen Gedankenfach kommt – um zum Hauptthema zurückzukehren – auch niemand in Stress, wenn der Vorgang nicht gleich klappt...

Ein ganzes Arsenal moderner Waffen steht bereit:

Strategien für Stressvermeidung und Stressabbau

In hochentwickelten Ländern ist Stress die gesundheitliche Geissel unserer Zeit. Das zeigen die Morbiditätsstatistiken mit ihrer stetig steigenden Zahl von Menschen, die sich aus psychischen Gründen in ärztliche Behandlung begeben wie auch der wachsende Anteil an Invaliditäten in diesem Bereich mit aller Deutlichkeit. Dabei steht heute ein ganzes Arsenal von Möglichkeiten zur effizienten und nachhaltigen Stressvermeidung und Stressbekämpfung bereit. Die Frage ist bloss, ob die Ursachen richtig erkannt werden und ob die Gegenmassnahmen in der richtigen Reihenfolge zum Einsatz gelangen.

Strategien gegen den Stress sind Strategien für die Gesundheit. Sie sind nicht nur nebenwirkungsfrei, sondern zugleich **das Beste, was wir zugunsten einer guten körperlichen und mentalen Verfassung wie auch für die Erreichung eines hohen Lebensalters in guter Gesundheit tun können.** Denn der Umstand, dass nicht weniger als 80 % aller gesundheitlichen Probleme und über 95 % aller chronischen Leiden direkt oder indirekt mit Stress in Zusammenhang stehen, müsste eine ausreichende Motivation dafür abgeben, alles zu tun, um einem Aufkommen und Überhandnehmen **dieser potentiell gefährlichen Symptomatik** zuvorzukommen. Und sie dort, wo sie bereits manifest wurde, gezielt zu bekämpfen.

Dabei sollte man sich stets vor Augen halten, wie Stress entsteht und was er bewirkt: **Stress entsteht dann, wenn in unserem vegetativen Nervensystem der Sympathikus permanent aktiviert bleibt, während umgekehrt sein „Gegenspieler" – der Parasympathikus – behindert oder gar blockiert wird.** Dadurch kann sich der Organismus in den Ruhephasen nicht mehr richtig regenerieren – analog einem Motor, der auch dann auf vollen Touren läuft, wenn er nicht gebraucht wird. Die Folge: Das neurovegetative System verliert das Gleichgewicht, die Regulation fällt zusammen und es entsteht eine permanente, pathogene Stress-Situation.

Wobei **Stress nicht a priori gleichzusetzen ist mit Krankheit**: Vielmehr handelt es sich um einen Indikator, welcher eine Überforderung anzeigt. Problematisch wird es erst, wenn Stress nicht mehr abgebaut werden kann. Was stets dann geschieht, **wenn der für den Stressabbau zuständige Parasympathikus seinen Job nicht mehr macht und die regenerativen Kräfte sich nicht richtig entfalten können**. Persistierender Stress, der nicht mehr abgebaut werden kann, mutiert denn auch von der zunächst harmlosen Anzeige einer Überbelastung nach und nach zum gefährlichen Krankheitskeim.

Besonders stark tangiert wird dabei das Immunsystem: Wenn dessen Regeneration ausbleibt, so schwinden auch die Abwehrkräfte – oder sie werden fehlgeleitet und münden in Autoimmunkrankheiten aus, bei welchen das Immunsystem gesundes Gewebe des Körpers angreift – so beispielsweise Multiple Sklerose, Psoriasis, Morbus Crohn, Rheumatoide Arthritis etc.

Wenn der Parasympathikus seine Aufgabe nicht mehr oder nur noch eingeschränkt wahrnehmen kann, so können die **Ursachen in einer realen und fortgesetzten Überforderung der Betroffen, in zu kurzen Ruhezeiten zwischen Phasen der Anstrengung oder in elektromagnetischen und geopathischen Einflüssen liegen**. Statistischen Auswertungen im Bereich der Morbiditäten wie auch den Erkenntnissen verschiedener Untersuchungen zufolge, welche im Schosse oder im Auftrag der "Arbeitsgemeinschaft Innovationscontainer" durchgeführt wurden, liegt heute die Hauptursache der gehäuft auftretenden Stress-Symptome bei den letzteren dieser Einflussfaktoren.

Gerade den elektromagnetischen und geopathischen Einflüssen ist bei der Entwicklung einer individuellen Strategie zur Stressvermeidung und/oder zum Stressabbau besonderes Gewicht beizumessen. Ihrer Relevanz entsprechend stehen sie in der Regel an erster Stelle. Auch im Anschluss an entsprechende

Massnahmen zur Elimination der Hauptursache drängt sich – unter der Voraussetzung, dass das Problem weiter besteht – eine hierarchische Vorgehensweise auf, bei der die weiteren **Massnahmen in der Reihenfolge der ursächlichen Relevanz und der Wirksamkeit zu gliedern sind.** Dabei dürfte sich – entgegen aller heute noch kursierenden Empfehlungen seitens der Arbeits-, der Sozial- und der Präventivmedizin – in den meisten Fällen die folgende Rangfolge als richtig erweisen:

Stress-Prädiagnostik

Entgegen der in der Schulmedizin und in der psychotherapeutischen Fachwelt noch immer vorherrschenden Meinung entzieht sich das vegetative Nervensystem des Menschen weder der Diagnose noch der Beeinflussung. Erstere kann mit der **Methode der „neurovegetativen Regulationsdiagnostik"** vorgenommen werden, die verschiedene bioelektrische bzw. biokybernetische Parameter korreliert und auf dieser Grundlage eine **Initialdiagnose über zurückliegende sowie über die aktuellen Stressbelastungen der Probanden erstellt.**

Parameter bildet dabei die neurovegetative Regulation, die die Balance zwischen den beiden „Gegenspielern" Sympathikus und Parasympathikus in Prozentwerten angibt. **Das dabei ermittelte Resultat ist gleichzusetzen mit der Stressbelastung. Ist letztere zu hoch, drängen sich gezielte Massnahmen zum Stressabbau auf.** Auf der Basis der Diagnose – die in beschränktem Umfang auch Rückschlüsse auf die Stressursachen erlaubt – und nach einem Gespräch mit den Betroffenen können in der Folge die adäquaten Antistress-Strategien entwickelt werden.

Elektromagnetische Entstörung in Schlafräumen...

In den meisten Fällen wird die Diagnose einen Hinweis auf eine elektromagnetische Belastung am Arbeitsplatz und im Schlafraum liefern. Bei Bedarf kann bezüglich des Schlafraums eine **Analyse durch einen Spezialisten** vorgenommen werden, der nicht nur die elektromagnetische Belastung, sondern ausserdem allfällige geopathische Einflüsse (siehe übernächsten Abschnitt) ermitteln kann.

Erstere lassen sich mit einem relativ einfachen E-Smog-Filter eliminieren, der in eine Steckdose im betreffenden Raum eingesteckt werden kann. Grundsätzlich kann auch die ganze Wohnung oder die ganze Liegenschaft entstört werden; **am wichtigsten und am raschesten realisierbar ist jedoch stets die Elimination der elektromagnetischen Strahlungen am Schlafplatz.** Diese kann – da mittlerweile die meisten Schlafzimmer elektromagnetisch belastet sind – auch ohne vorgängige Untersuchung vorgenommen werden. Sinn macht auch eine elektromagnetische Entstörung am Arbeitsplatz, doch muss diese bei angestellten Personen in der Regel mit dem Arbeitgeber abgestimmt werden, wofür derzeit wohl noch einige Überzeugungsarbeit erforderlich ist.

... wie auch am Handy und im Auto

Elektrosmog entfaltet jedoch seine negative Wirkung nicht nur durch die Blockade des Parasympathikus in der Nacht, sondern auch durch die direkten Einwirkungen auf die Hirnzellen und auf das biokybernetische Informationssystem des menschlichen Organismus. Eine Zone, in welcher Elektrosmog in dieser Beziehung höchst unerwünscht sein müsste, ist der Innenraum von Autos. **Moderne Fahrzeuge sind mit über 20 elektronischen Steuergeräten ausgerüstet, die nahezu alle e-Smog freisetzen.** Der Aufbau eines geschützten Feldes mittels eines e-Smog-Schutzgeräts blendet nicht nur störende Schwingungen aus, sondern fördert auch die Konzentrationsfähigkeit des Fahrers bei gleichzeitigem Entspannungs-Effekt. Ein vorzüglicher Beitrag zur Fahrsicherheit.

Eine potentielle Beeinträchtigung der Hirnströme und der Hirnzellen geht auch vom häufigen Telefonieren mit dem Smartphone aus, ebenso **vom MP3-Player, vom Tablet Computer, vom Notebook und von e-book-reader**, wie sie heute überall hin mitgeführt werden. Dieser Sachverhalt wird durch neuere Untersuchungen, die zu diesem Thema von schweizerischen Universitäten durchgeführt wurden, eindeutig belegt. Ein e-Smog-Filter in der Form eines kleinen Chips, der auf die Geräte aufgeklebt werden kann, schützt zuverlässig vor solch irritierenden Schwingungen.

Geopathische Abschirmung

Geopathische Belastungen können in der Regel nur durch die Abklärung eines Spezialisten vor Ort festgestellt werden. Dieser kann ermitteln, **ob und an welcher Stelle ein Schlafplatz durch Strahlungen aus dem Untergrund belastet ist** und im Falle entsprechender Störzonen von kritischer Intensität Empfehlungen für eine andere Platzierung der Betten abgeben. Räume und Häuser können aber auch vollständig von geopathischen Einflüssen abgeschirmt werden. Es gibt dafür bestimmte Netze, die auf den Unterböden verlegt werden können. Was jedoch – ausser bei Neubauten – relativ aufwändig ist, weil dazu die Bodenbeläge erneuert werden müssen.

Wer es kostengünstiger möchte, kann aufgrund einer GPS-Peilung eine Ferndiagnose erstellen lassen oder **a priori eine auf die Bettstatt beschränkte Abschirmung installieren**. Dabei kann gewählt werden zwischen einem Netz, welches auf die Untermatratze gelegt wird, und einer aufwändigeren textilen Multifunktions-Matte, die ebenfalls unterhalb der Matratze platziert wird.

Diese hält nicht nur geopathische Strahlung fern, sondern sie schützt zugleich – beschränkt auf den jeweiligen Schlafplatz – vor elektromagnetischer Strahlung.

Ganz allgemein ist – nachdem es heute **zuverlässig wirkende Universal-Systeme zur Abwehr geopathischer Strahlungen** gibt – diese Lösung zu favorisieren. Zwar sind seriös arbeitende Fachleute durchaus in der Lage, kritische Stellen zu ermitteln und korrekte Empfehlungen für die jeweils günstigste Liegeposition abzugeben, doch muss man wissen, dass die geomantischen Gitter und Netze ihre Positionen sowohl durch eine Verschiebung der Erdachse wie auch durch lokale Änderungen in der Erdkruste in unregelmässigen Abständen verändern können. Die ermittelten Positionen müssten also periodisch kontrolliert und bei entsprechendem Bedarf justiert bzw. nachgebessert werden.

Respiratorische Modulation

Die Respiratorische Modulation ist eine spezielle Atemtechnik, die durch die Kadenz der Atemstösse beim Ein- und Ausatmen den **Rhythmus für die Herztätigkeit und damit zugleich für die Regulation des vegetativen Nervensystems vorgibt**. Dadurch wird ein aus dem Tritt geratenes neurovegetatives System gleichsam wieder „kalibriert". Wie sagt doch der bekannte amerikanische Neurologe Dr. Porges: „Die Atmung ist das einfachste und genialste Tor zur Rückregulierung des entgleisenden oder entgleisten Nervensystems."

Den richtigen Rhythmus lernen die Probanden mit Hilfe des unter dem Titel „Stress-Prädiagnostik" erwähnten diagnostischen Systems kennen, welches für diesen Zweck im Monitoring-Modus betrieben wird und die Ergebnisse am Bildschirm in Echtzeit darstellt. Es handelt sich somit um eine Art autotherapeutische Methode, die ihr Vorbild bei den Schauspielern und

Rhetorikern hat, die vor ihren Auftritten durch mehrmaliges tiefes Durchatmen dem Lampenfieber entgegenzuwirken trachten.

Durch das Training im Monitoring-Modus unter professioneller Anleitung eines in dieser Disziplin geschulten Atemtherapeuten oder Physiotherapeuten **kann jeder Proband den für ihn günstigsten respiratorischen Rhythmus selbst ermitteln** und in der Folge auch bei sich zuhause zur Anwendung bringen. Diese Trainings können bei Bedarf periodisch wiederholt werden – allenfalls in Verbindung mit anderen Methoden des individuellen Stress-Managements.

Die Antistress-Gesichtsmassage mit Abschirmmaske

Von Physiotherapeuten wurde eine spezielle Gesichtsmassage entwickelt, die die Fazialnerven aktiviert und damit den Organismus, vor allem aber seine neurovegetativen Funktionen empfänglich macht für die **Aufnahme neuer Schwingungsmuster, die entspannend wirken und Blockaden auflösen.**

Diese Schwingungsquellen mit sedierenden und rekalibrierenden Eigenschaften befinden sich in einer textilen Gesichtsmaske. Diese ist gegen aussen mit einer Inertisierungsschicht versehen, die elektromagnetische und andere Störschwingungen abhält und damit deren Einwirkung während der regenerativen und adaptiven Prozesse verhindert. Die Maske kann von den Betroffenen nach einer entsprechenden Instruktion durch eine Fachperson **auch selbst zur Anwendung gebracht werden** – periodisch im präventiven Sinne oder situativ nach entsprechenden Stressbelastungen.

„Ärger-Management"

Unter diesem Begriff lassen sich **alle Methoden zusammenfassen, die darauf ausgerichtet sind, mit Situationen psychischen Drucks besser umgehen zu**

können. Dafür gibt es unzählige Kursangebote, aber auch eine umfassende Management- und Beratungsliteratur. Es sind dies – nebst den unvermeidlichen Beratungsgesprächen – die Strategien, mit welchen die konventionelle Psychologie Stressbelastungen begegnet. Und die häufig ein recht bescheidenes Rendement aufweisen, wenn sie ohne die hier beschriebenen vorgängigen Massnahmen angewendet werden und wenn man sie dann noch mit dem Aufwand an Zeit und Geld vergleicht, den sie verschlingen.

Gehen diesen multiplen Hilfestellungen, die der Markt heute anbietet, dagegen eine konsequente Beseitigung der elektromagnetischen und geopathischen Störfaktoren und allenfalls auch autotherapeutisch wirksame Atemtechniken voraus, so können solche Methoden – so sie denn überhaupt noch nötig sind – **durchaus Sinn machen und den Betroffenen zu einem erweiterten Rüstzeug im Umgang mit entsprechenden Problemen verhelfen.**

Eine bewährte, in jüngerer Zeit leider etwas in Vergessenheit geratene Methode ist das in der ersten Hälfte des vergangenen Jahrhunderts vom Berliner Psychiater Johannes Heinrich Schultz entwickelte **Autogene Training**. Wichtig ist, dass die Betroffenen aus den sich anbietenden Tools eine eigene Strategie und Methode entwickeln, die sie bei Bedarf jederzeit und sofort zur Anwendung bringen können.

Anwendung von Sedativa

Sedativa (d.h. Beruhigungsmittel) sind gleichsam die ultima ratio, wenn alle anderen Methoden nicht als ausreichend wirksam betrachtet werden und wenn es sich nicht um eine reine Stress-Symptomatik handelt. Eine schwache nervliche Konstitution kann auch weiter andauern, wenn die Stress-Symptome beseitigt sind. **Wenn es sich um leichtere Störungen handelt, kann mit milden** und nebenwirkungsarmen pflanzlichen Mitteln versucht werden, die angestrebte Balance herzustellen.

Als Phytopharmaka dieser Art empfehlen sich Baldrianwurzel, Passiflora, Kava-Kava und Johanniskraut. Und als Hormonpräparat Melatonin. Wer Mühe hat mit dem Einschlafen, kann beispielsweise eine **Kombination von Melatonin- mit Baldrianwurzel-Präparaten** erproben – dies allerdings nur in gut abgedunkelten Räumen. Wenn auch dies nicht hilft, liegt vermutlich ein tiefer verwurzeltes psychisches Problem vor, welches nicht abgebaut oder – umgekehrt – sublimiert werden kann. Dann sollte die Hilfe eines Spezialarztes in Anspruch genommen werden.

Abbau beruflicher und privater Stressoren

Nebst den hier beschriebenen „passiven" Ansätzen, die die Stressproblematik primär bei den Betroffenen selbst zu behandeln sucht, gibt es natürlich stets die Möglichkeit, Störquellen, die aus dem Umfeld auf die damit Geplagten einwirken, zu mindern oder zu beseitigen. Allerdings liegen diese **Störquellen meist im zwischenmenschlichen Bereich**: Der sadistische Chef, die unzumutbaren Arbeitsbedingungen, die rücksichtslosen Nachbarn, die böse Schwiegermutter, um nur einige dieser möglichen Seelenplagen zu nennen.

Deshalb empfiehlt es sich, vor einer entsprechenden Intervention zunächst alle Gesichtspunkte und Interaktionen zu prüfen und **sowohl Strategie wie auch Nutzen zu hinterfragen.** Es kann sich auch lohnen, für einen Vorstoss zum Zwecke der Elimination von Stressoren **auf die Hilfe einer Fachperson im Intermediär- oder Mediationsbereich zurückzugreifen**, die alle Fussfallen eines entsprechenden Procederes kennt und damit umzugehen weiss.

Auf jeden Fall sind in einer direkten Konfrontation mit Nervensägen und Verursachern technischer Stressbelastungen **Forderungen im Rahmen einer** sogenannten „Ich-Botschaft" und nicht in der Form von Beschuldigungen und Zensuren vorzutragen. Auch kann es in diesem Zusammenhang sehr hilfreich sein, wenn die fordernde Person darlegen kann, dass sie auf ihrer Seite alles unternommen hat, um mit den Belastungen konstruktiv umzugehen und diese bei sich selbst zu bewältigen.

Antistress-Waldbaden

Als natürliches, wirksames **Mittel gegen den Stress wird das aus Japan stammende „Waldbaden" gepriesen.** Darunter ist ein Aufenthalt im Wald zu verstehen, dem gemäss einer speziellen Philosophie, die inzwischen vielerorts Kult-Status erlangt hat, grosse Heilkraft zugeschrieben wird. Von manchen selbsternannten Gurus wird das Waldbaden und – eine Stufe höher – die „Waldtherapie" mittlerweile auf die Spitze getrieben. **Nüchtern urteilende Schulmediziner dagegen lehnen diesen neuen gesundheitlichen Trend als Humbug ab.** Letztere machen denn auch geltend, dass es gefährlich sei, sich im Falle einer ernsthaften Erkrankung Hilfe vom Wald statt von einem etablierten Mediziner zu versprechen.

Anderseits haben gerade neuere Erkenntnisse über Wirkung und Gefahren von Schwingungen – so insbesondere auch das Risiko elektromagnetischer und geopathischer Strahlungen als Blockierer des natürlichen Stressabbaus – **gezeigt, dass ein Schwingungs-Ausgleich durchaus heilsame Wirkungen zu entfalten vermag.** Denn der Wald setzt Schwingungen frei, unter deren Einfluss ein aus dem Lot geratenes neurovegetatives System des Menschen wieder ins Gleichgewicht gebracht werden kann. Konkret: **Das Schwingungs-Biotop des Waldes ermöglicht es dem Parasympathikus, sein regeneratives Potenzial zu entfalten und dadurch Stress abzubauen.**

Diese Wirkung tritt vor allem dann ein, wenn der Wald nicht zu sportlichen Aktivitäten, sondern zu Ruhe- und Entspannungszwecken aufgesucht wird. Und der Nutzen ist dann am grössten, wenn die im Wald verbrachte Ruhephase nicht durch Handies gestört wird und wenn eine **regelmässige, ruhige Atmung praktiziert wird (beispielsweise in der Frequenz von 5 Sekunden Ein- und 5 Sekunden Ausatmung), welche direkt auf die Regulation des vegetativen Nervensystems einwirkt** und dieses in die richtige Balance bringt. Unter diesen Voraussetzungen kann das „Waldbaden" – beispielsweise in der Form von drei auf die Woche verteilten Stunden Waldruhe – ein vorzügliches immaterielles Investment für Gesundheit und Anti-Aging sein.

Fazit

Wie diese Aufstellung zeigt, steht Stressgeplagten **ein ganzes Arsenal an Strategien, Mitteln und Methoden zur Verfügung,** die jedoch nur dann Sinn machen, wenn sie in der Reihenfolge ihrer Relevanz genutzt und eingesetzt werden. Dann bestehen auch beste Chancen, dass man das grosse medizinische Problem unserer Zeit – während in den Industriestaaten die Gesundheit im Durchschnitt immer besser wird, geht es derzeit mit der Psyche immer weiter bachab – in den Griff bekommt.

Folgt man jedoch weiterhin den gängigen Thesen und Empfehlungen zum Stressabbau und zäumt man damit das Pferd wie bis anhin am Schwanze auf, so überlässt man der Psychiatrie ein nahezu unerschöpfliches Tätigkeitsfeld und eine unversiegbare Ertragsquelle in der Form weiterhin munter steigender Fallzahlen – mit weiterhin diffusen Aussichten, was die Lösung des Problems betrifft. Eine derartige Entwicklung müsste man jedoch im Interesse der Patienten durch einen aktualisierten allgemeinen Wissensstand verhindern. Details dazu liefert die vorliegende Schrift.

Zum Verfasser

Beat René Roggen entstammt einer Familie, in welcher die Berufsbilder der Apotheker auf der einen und der Hoteliers auf der anderen Seite auffällig stark vertreten sind. Es dürfte deshalb kein Zufall sein, dass er sich nach seiner Ausbildung zum Journalisten besonders häufig mit Fragen der Gesundheit, der Präventivmedizin und der Ernährung auseinander setzte.

In seiner Eigenschaft als Fachjournalist und PR-Fachmann bearbeitete er diese Themenbereiche während vieler Jahre im Auftrag von Institutionen und Unternehmen der Vorsorge, der präventiven und therapeutischen Medizin, der pharmazeutischen Industrie sowie der Nahrungs- und der Nahrungsergänzungsmittelbranche.

Dabei engagierte er sich stets für die Aspekte der Prophylaxe wie auch für eine Gesundheitspolitik, die auf eine bessere Information der Konsumenten und Patienten abstellt und sich jeder Bevormundung mündiger Bürger enthält. "Ein informierter Patient ist auch ein ökonomischer Patient", schreibt er im Vorwort zu seinem 2002 erschienenen Werk "Nahrungsergänzungsmittel – Mode-Erscheinung oder Weg zu besserer Gesundheit und längerem Leben?"

Nach seiner Überzeugung führt der Weg aus dem Schlamassel, in das sich unsere Gesundheitspolitik in den letzten Jahren immer weiter manövriert hat, denn auch einzig über die wachsende Selbstkompetenz der Patienten. Und nicht über eine stets lückenlosere und teurere Gesundheitsbürokratie und eine Gesundheitspolitik, die sich in immer gehässigeren Schuldzuweisungen und immer hilfloseren Sparappellen an Ärzte, Apotheker, Pharmabranche und Spitalverwaltungen ergeht.

Im vorliegenden Werk nimmt er sich eines Themas an, welchem in der Gesundheitspolitik sowohl in präventivmedizinischer wie auch in therapeutischer und regenerativer Sicht eine absolute Schlüsselrolle zufällt. Und die wohl gerade deshalb kaum je in ihrer gesamten gesundheitlichen und ökonomischen Relevanz thematisiert und diskutiert wird: Dem heute nahezu allgegenwärtigen Elektrosmog, der noch immer bloss als ein Problem hypersensibler Menschen dargestellt wird.

Dies, obwohl Studien über die Wirkungsmechanismen elektromagnetischer Strahlung in Korrelation mit neu entwickelten Möglichkeiten einer Stressdiagnose nach wissenschaftlichen Kriterien gezeigt haben, dass Elektrosmog auf das vegetative Nervensystem einwirkt und dort die Funktion des Parasympathicus beeinträchtigt oder gar zum Erliegen bringt.

Der Parasympathicus aber bildet dank seiner Steuerung der regenerativen Prozesse ein effizientes körpereigenes Instrument des Stressabbaus. Und wenn dieser sich nicht entfalten kann, so kumulieren sich die negativen Effekte der ausbleibenden regenerativen Prozesse nach und nach zu einer pathogenen Stress-Symptomatik, die mit der Zeit zu gesundheitlichen Störungen führen kann. Schätzungen zufolge sind nicht weniger als 80 Prozent aller Krankheiten und über 95 Prozent aller chronischen Leiden direkt oder indirekt mit Stress assoziiert.

Unnötig zu betonen, dass die in den letzten drei Dezennien stetig gewachsenen und mittlerweile überall festzustellenden Belastungen durch Elektrosmog zu einem stetig grösser werdenden Potenzial an versteckten Morbiditäten in der Form von nicht ursächlich behandelbarer Leiden mit diffuser Symptomatik geführt hat. Was sich wiederum in einem ungebremsten Wachstum der Gesundheitskosten niederschlägt. Höchste Zeit also, sich des drängenden Problems anzunehmen und Mittel und Wege aufzuzeigen, wie dieses gelöst oder zumindest auf ein sozialverträgliches Niveau herunterdividiert werden kann.

Informations- und Bezugsquellen

Die neuen Erkenntnisse über die Zusammenhänge zwischen Elektrosmog und Stress auf der einen und zwischen der Effizienz von Stromversorgungsnetzen und geopathischen Störzonen auf der anderen Seite, wie sie im vorliegenden Informationswerk thematisiert werden, sind weitgehend in der Arbeitsgemeinschaft Innovationscontainer und deren erweitertem Netzwerk entstanden.

Der „Innovations-Container" ist eine Arbeitsgemeinschaft von Entwicklungsingenieuren, Physikern, Ärzten, Konzeptionisten, Immaterialgüter-Bewirtschaftern, Marketing-Fachleuten und innovativen Unternehmern aus der DACH-Region (Deutschland, Österreich, Schweiz), die sich der Förderung umwelt- wirtschafts- und sozialverträglicher Innovationen verschrieben hat. Schwerpunkte des Engagements bilden derzeit die Branchen Medizin, Energiewirtschaft, Sicherheit, Service Public und Umweltschutz. Die Arbeitsgemeinschaft tritt im Interesse des Schutzes ihrer Assets gegen aussen lediglich im Rahmen von Projekten und Kontaktanfragen in Erscheinung.

Von den einzelnen Spezialisten-Teams, die sich innerhalb der Arbeitsgemeinschaft mit der hier diskutierten Thematik befassten, wurden im Anschluss an die neuen Erkenntnisse im Bereich der physiologischen Wirkungen elektromagnetischer Felder und geopathischer Störzonen wie auch der Wechselwirkungen der beiden Strahlungsarten untereinander potente Abwehrkonzepte entwickelt. Es handelt sich um Systeme und Methoden, die es ermöglichen, die Stromflüsse zu harmonieren und zu beschleunigen, Elektrosmog zu neutralisieren oder gar nicht erst entstehen zu lassen, geopathische Strahlungen abzuschirmen und der Entstehung entsprechender Störzonen entgegenzuwirken wie auch das Trink- und Brauchwasser so zu konditionieren, dass negative Informationen und Wirkungen ausgeschaltet und durch solche mit positivem Schwingungs- und Wirkungsspektrum ersetzt werden.

In diesem Zusammenhang wurden auch Parameter und hochdifferenzierende Messsysteme entwickelt, mit deren Hilfe sich sowohl Störeinflüsse wie auch die Wirksamkeit entsprechender Gegenmassnahmen nachweisen lassen. Dies nicht zuletzt im Bestreben, sich vom Heer von Scharlatanen und von der grossen Palette an wirkungslosen Systemen, die mittlerweile auf diesem Gebiet in Erscheinung treten, abzuheben. Die innovativen Systeme, die dabei zum Einsatz gelangen, werden von der Arbeitsgemeinschaft geprüft und evaluiert und auf ihrer Homepage www.innovationscontainer.com vorgestellt. Interessenten können über diese Domain auch Informationen über Dienstleistungen in den Bereichen der Analytik, der Beratung, der Planung und der Installation entsprechender Systeme einholen.